Raquel Rodríguez González
Luis Miguel Mosquera Bernárdez

Manejo del accidente con patógenos sanguíneos en el ámbito sanitario

Raquel Rodríguez González
Luis Miguel Mosquera Bernárdez

Manejo del accidente con patógenos sanguíneos en el ámbito sanitario

Situación actual, prevención y tratamiento

PUBLICIA

Impressum / Aviso legal
Bibliografische Information der Deutschen Nationalbibliothek: Die Deutsche Nationalbibliothek verzeichnet diese Publikation in der Deutschen Nationalbibliografie; detaillierte bibliografische Daten sind im Internet über http://dnb.d-nb.de abrufbar.

Información bibliográfica de la Deutsche Nationalbibliothek: La Deutsche Nationalbibliothek clasifica esta publicación en la Deutsche Nationalbibliografie; los datos bibliográficos detallados están disponibles en internet en http://dnb.d-nb.de.

Coverbild / Imagen de portada: www.ingimage.com

Verlag / Editorial:
PUBLICIA
ist ein Imprint der / es una marca de
OmniScriptum GmbH & Co. KG
Bahnhofstraße 28, 66111 Saarbrücken, Deutschland / Alemania
Email / Correo Electrónico: info@omniscriptum.com

Herstellung: siehe letzte Seite /
Publicado en: consulte la última página
ISBN: 978-3-8416-8267-3

Manejo del accidente con patógenos sanguíneos en el ámbito sanitario

Situación actual, prevención y tratamiento

Raquel Rodríguez González

Luis Miguel Mosquera Bernárdez

Índice

1 INTRODUCCIÓN

El sector sanitario está conformado por un gran número de trabajadores, con múltiples y muy diferentes tareas; entre los que se incluyen el personal sanitario.

Este personal sanitario es, precisamente, el colectivo profesional expuesto a los más variados riesgos ocupacionales: biológicos, químicos, físicos y psicológicos. Se estima que los trabajadores hospitalarios tienen una probabilidad un 40% superior a la de otros grupos laborales de requerir una baja laboral debido a lesiones o enfermedades relacionadas con el trabajo. Por otro lado, aquellos trabajadores portadores de un patógeno o que padecen una enfermedad infecciosa tienen un riesgo potencial mayor de transmitirla a terceros, ya sean pacientes, familiares o compañeros de trabajo[1].

De entre todos los riesgos laborales a los que este colectivo se ve expuesto, es el riesgo biológico, sin duda, el más frecuente. Siendo la vía percutánea y muco-cutánea la principal vía de transmisión para los patógenos de transmisión sanguínea; debido a la continuada exposición a sangre y otros fluidos corporales potencialmente contaminados por patógenos, a los que este personal se ve constantemente expuesto.

Esta exposición continúa siendo el más frecuente y el mayor de los riesgos laborales en este sector. Estudios indican que el 80% del personal sanitario se ha visto afectado por exposiciones ocupacionales de riesgo a patógenos sanguíneos[2].

Dentro de los patógenos de transmisión sanguínea en nuestro medio, bien por su prevalencia, facilidad de transmisión y/o a las consecuencias derivadas de su adquisición (gravedad potencial); los virus de la hepatitis B (VHB), hepatitis C (VHC) e inmunodeficiencia humana (VIH) suponen el mayor riesgo al que se enfrenta el personal sanitario en su actividad diaria[3]. Se estima una incidencia anual de enfermedades producidas por estos virus en el colectivo sanitario de: 0,39% (VHB), 0,37% (VHC) y 0,04% (VIH)[2].

Aunque no es posible eliminar totalmente el riesgo de exposición a estos patógenos, si se pueden evitar, o minimizar, gran parte de los accidentes aplicando los procedimientos correctos y utilizando los materiales adecuados.

2 OBJETIVOS

Principal: Describir las características de los riesgos biológicos a los que está expuesto el PS, fundamentalmente aquellos asociados a los virus de la hepatitis B, C e inmunodeficiencia humana, así como proporcionar recomendaciones actualizadas en la prevención y manejo de las situaciones de riesgo, para un óptimo y seguro desempeño de nuestra labor.

Secundarios:

1. Identificar la normativa legal aplicable en el ámbito de la prevención.
2. Contextualizar la situación de la transmisión ocupacional/nosocomial.
3. Concretar las medidas a adoptar para prevenir la adquisición y transmisión.
4. Describir el protocolo de actuación ante un accidente.
5. Detallar las pautas del tratamiento y seguimiento post-exposición.

3 RESULTADOS Y DISCUSIÓN

En este apartado se engloban los principales resultados de la revisión, agrupados en cuatro grandes bloques:

- Un primer bloque, que identifica la legislación aplicable en la materia.
- Un segundo, en el que se realiza una aproximación a la situación epidemiológica de estos virus a nivel mundial, europeo y nacional.
- Un tercer bloque, específico del ámbito sanitario y dirigido hacia la evaluación del riesgo ocupacional/nosocomial.
- Un último bloque, centrado en la prevención, tanto con carácter previo a la ocurrencia de un incidente (prevención primaria), como al manejo integral de la situación tras una exposición (prevención secundaria/terciaria).

3.1 MARCO LEGAL APLICABLE

3.1.1 Normativa Internacional (ámbito laboral)

- **Convenio 155 de la OIT (Organización Internacional del Trabajo), de 22 de junio de 1981**, sobre seguridad y salud de los trabajadores. Este convenio abarca a todas las ramas de actividad económica, incluida la administración pública, y a sus trabajadores en aquellos países miembros de la OIT que lo ratifiquen[4].
- **Convenio 161 de la OIT, de 26 de junio de 1985**, sobre los servicios de salud en el trabajo. Según el cual, entre otros puntos; todo miembro de la OIT que lo ratifique deberá formular, aplicar y reexaminar periódicamente una política nacional coherente sobre servicios de salud en el trabajo[5].
- **Recomendación 97 de la OIT, de 25 de junio de 1953**, sobre la protección de la salud de los trabajadores. Esta recomendación supone un primer paso en materia de prevención de riesgos laborales y seguridad y

salud en el trabajo. Insta a los estados miembros a tomar medidas en cuanto a: técnicas de protección contra los riesgos que amenazan la salud de los trabajadores, exámenes médicos, notificación de las enfermedades profesionales y primeros auxilios[6].

3.1.2 Directivas Europeas

- **Directiva 89/391/CEE del Consejo de 12 de junio de 1989**, relativa a la aplicación de medidas para promover la mejora de la seguridad y de la salud de los trabajadores en el trabajo[7].
- **Directiva 2000/54/CE del Parlamento Europeo del Consejo, de 18 de septiembre de 2000**, sobre la protección de los trabajadores contra los riesgos relacionados con la exposición a agentes biológicos durante el trabajo. (Directiva específica con arreglo al apartado 1 del artículo 16 de la Directiva 89/391/CEE)[8].
- **Directiva 2010/32/UE del Consejo, de 10 de mayo de 2010,** que aplica al acuerdo marco para la prevención de las lesiones causadas por instrumentos cortantes y punzantes en el sector hospitalario y sanitario celebrado por *The European Hospital and Healthcare Employers´ Association* (HOSPEEM) y *European Public Service Unions* (EPSU)[9].

3.1.3 Normativa Española

- **Constitución Española del 29 de diciembre de 1978.** Capítulo III, "de los principios rectores de la política social y económica". En su artículo 40.2, insta a los poderes públicos a velar y garantizar la seguridad y condiciones laborales: "Asimismo, los poderos públicos fomentarán una política que garantice la formación y readaptación profesionales; velarán por la seguridad e higiene en el trabajo y garantizarán el descanso necesario, mediante la limitación de la jornada laboral, las vacaciones periódicas retribuidas y la promoción de centros adecuados"[10].

- **Ley 14/1986, de 25 de abril, General de Sanidad.** Capítulo IV, de la salud laboral; (Art. 21), sobre la inspección y control de las condiciones de trabajo. En éste artículo se enumeran los aspectos de la actuación sanitaria en el ámbito de la salud laboral que deberán llevar a cabo la dirección de las autoridades sanitarias trabajando conjuntamente con las autoridades laborales y los organismos encargados de inspeccionar y controlar las condiciones de trabajo[11].
- **Ley 31/1995, de 8 de noviembre de prevención de Riesgos Laborales**. Desarrolla la política de protección de la salud de los trabajadores y establece tanto los derechos como los deberes de los trabajadores y empresarios en materia de seguridad y salud laboral[12].
- **Ley 54/2003, de 12 de diciembre,** de reforma del marco normativo de la prevención de riesgos laborales, que modifica y complementa la Ley 31/1995. Afecta, fundamentalmente, a los artículos 14 y 16 de la Ley de Prevención de Riesgos Laborales 31/1995 en cuanto a la introducción del Plan de Prevención de Riesgos Laborales de la empresa como instrumento inicial de integración, para la creación e implantación de un verdadero sistema de gestión de seguridad y salud. Asimismo, modifica e introduce aspectos relativos a la coordinación de actividades preventivas, la organización de recursos preventivos y el régimen de responsabilidades administrativas[13].
- **Real Decreto 39/1997,** de 17 de enero, por el que se aprueba el Reglamento de los Servicios de Prevención (modificado parcialmente por el **Real Decreto 337/2010**). En este Real Decreto se regulan fundamentalmente, entre otras, las cuestiones relativas a; procedimientos de evaluación de riesgos para la salud de los trabajadores, la planificación de la actividad preventiva y las diferentes modalidades organizativas en materia de prevención, en particular[14].

- **Real Decreto 664/1997,** de 12 de mayo, sobre la protección de los trabajadores contra los riesgos relacionados con la exposición a agentes biológicos durante el trabajo. Según este Real Decreto, se entiende por agente biológico todo microorganismo con inclusión de los genéticamente modificados, cultivos celulares y endoparásitos humanos susceptibles de originar cualquier tipo de infección, alergia y/o toxicidad. Realizando una clasificación de los mismos en 4 grupos[15].
- **Orden ESS/1451/2013,** de 29 de julio, por el que se establecen disposiciones para la prevención de lesiones causadas por instrumentos cortantes y punzantes en el sector sanitario y hospitalario (Transpone al ordenamiento jurídico nacional la Directiva 2010/32/UE, de 10 de mayo de 2010, que aplica el acuerdo marco para la prevención de las lesiones causadas por instrumentos cortantes y punzantes en el sector hospitalario y sanitario, celebrado por HOSPEEM y EPSU)[16].

3.1.4 Normativa Comunidad Autonómica de Galicia

- **Orden de 15 de septiembre de 2008, de la Consellería de Sanidade de la Xunta de Galicia**, por la que se establecen e implantan los procedimientos de seguridad y el sistema de vigilancia frente al accidente con riesgo biológico en el ámbito de las instituciones sanitarias del Servicio Gallego de Salud[17].

3.2 EPIDEMIOLOGÍA

3.2.1 Situación a nivel mundial

Según datos de la OMS a Julio de 2015 se estimaba una prevalencia mundial **del VHB** de dos mil millones de personas infectadas, de las cuales 240 millones (5% de la población) presentan hepatitis crónica[18]. Llegando algunos estudios a cifrar esta cronicidad entre 240 y 350 millones de personas; de las cuales se estima que 312.000 mueren anualmente de cirrosis y 341.000 de cáncer de hígado[19].

La infección por el VHB se considera una de las mayores causas de morbi-mortalidad en el mundo[20]. Los pacientes con Hepatitis B crónica presentan un incremento del riesgo de padecer cirrosis, descompensación hepática y carcinoma hepatocelular (HCC). Estudios longitudinales en pacientes con hepatitis B crónica indicaron que, a los 5 años del diagnóstico, la incidencia acumulada de cirrosis estaba entre un 8% y un 20% y una vez que la cirrosis está avanzada el riesgo anual de HCC es del 2% al 5%. Se estima que la infección por VHB es la responsable del 50-80% de los carcinomas hepatocelulares (HCC) a nivel mundial[21].
Asimismo, este riesgo de cirrosis y HCC parece incrementarse en: hombres, edad avanzada historia familiar de carcinoma hepatocelular, elevada carga viral, elevación persistente de la ALT (alanina aminotransferasa o GPT), coinfección con VHC o VIH y los genotipos C y F del VHB[21].

En lo concerniente al **VHC**, según datos aportados por la OMS en julio de 2015, se estima que en el mundo existen entre 130 y 150 millones de personas infectadas por este virus. Frente a otros estudios que sitúan esta prevalencia entre los 150 y los 170 millones de portadores (un 3% de la población, aproximadamente), con una incidencia de 3-4 millones de nuevos casos al año[18,22].
Del total de las infecciones, aproximadamente entre el 15-45% de los infectados eliminan el virus espontáneamente en el plazo de 6 meses; frente al 55-85% que se convertirán en portadores crónicos. De los cuales, entre un 15-30% desarrollará una cirrosis en un plazo de 20 años[22].
Se estima que 500.000 personas fallecen anualmente por enfermedades relacionadas con el VHC[22].

En relación al **VIH**, según datos publicados por la OMS y ONUSIDA, a finales de 2014 existían en el mundo 36,9 millones de personas infectadas. Ese mismo año contrajeron el virus unos 2 millones y 1,2 millones fallecieron por causas relacionadas con él[23].

3.2.2 Situación en Europa (UE/EEA) y España

1) VHB

A pesar de que en Europa existe una tendencia decreciente en la incidencia del **VHB**, se producen entre 7000 y 8000 nuevos diagnósticos al año.

Esta tendencia descendente puede explicarse debido a los eficientes programas de vacunación frente al VHB, así como a cambios en la conducta sexual de la población. El número de nuevos casos notificados por cada 1000.000 habitantes decreció en el período comprendido entre 1995 y 2007; desde los 6,7 casos por cada 100.000 habitantes en 1995, a los 1,5 casos por cada 100.000 habitantes en 2007[24].

Los porcentajes de infectados por el VHB varían entre los distintos países; presentando mayores ratios en el sur de la Unión Europea y siguiendo el mismo patrón que en el continente europeo[24].

La prevalencia del HBsAg en la población, que está directamente influenciado por la edad a la que se produce la infección, ha sido utilizado para categorizar la endemicidad como:

- Alta (> 8%)
- Intermedia (2-8%)
- Baja (<2%)
- Muy baja (<0,5%)

En Europa existen amplias variaciones, incrementándose de oeste a este y de norte a sur. Estas variaciones geográficas se reflejan en la mortalidad estimada por cirrosis y carcinoma hepatocelular debidos al VHB[25].

La OMS considera a España como un país de prevalencia intermedia (2-8%), en consonancia con otros países mediterráneos. No obstante, en los últimos estudios publicados, se detalla una prevalencia entre el 0,27% y el 1,69% de la población[18].

2) VHC

Por el contrario, la tendencia del **VHC** en Europa muestra un crecimiento significativo en el número de nuevos casos, entre 27000 y 29000 anualmente. El número de nuevos casos por cada 100.000 habitantes, en el periodo 1995-2007, pasó de 4,3 casos por cada 100.000 habitantes en 1995, a 6,9 casos por cada 100.000. Esta tendencia creciente se puede deber a los cambios en las pruebas de screening, así como a una mejora en los sistemas de notificación, más que a un incremento de los contagios[24].

La prevalencia de la infección por VHC varía según los diferentes países europeos, cifrándose entre el 0,1% y el 5%, con una mayor prevalencia en los países del sur de Europa, como sucede con el VHB[18,24].

Los países con alta prevalencia (>2%) incluyen a Italia, España y Rumanía. En España, esta prevalencia se estima entre el 1,6% y el 2,6%. Se observa una prevalencia media (1%-2%) en: Bulgaria, Francia, Grecia y Polonia. Asimismo, los países con baja prevalencia (<1%) incluyen a Bélgica, Alemania, Holanda, Suecia y el Reino Unido[18,24].

3) VIH

Respecto al **VIH**, en el año 2009, se diagnosticaron 25917 casos en la UE/EEA (Unión Europea y Área Económica Europea) (datos no disponibles de Austria). Dentro de esta área las ratios más elevadas las presentaron Estonia (30,7; 411 casos), Letonia (12,2; 275 casos) y el Reino Unido (10,7; 6630 casos). Presentando las ratios más bajas; Rumanía (0,7; 143 casos) y Eslovaquia (1,0; 53 casos). La ratio media de la UE/EEA se sitúa en 5,7/100.000 habitantes[26].

El 12% de las infecciones por VIH diagnosticadas en 2009 (con información por edades) se notificaron en individuos entre 15 y 24 años. El 28% (con información por género) fueron mujeres[26], correspondiendo, por tanto, el 72% restante a varones.

El modo de transmisión predominante continúa siendo el sexo entre varones, constituyendo el 35% de las infecciones por VIH en 2009 (9023 casos). Le siguen los contactos heterosexuales, un 24% del total (6284 casos); representando el 1% (213 casos) las transmisiones nosocomiales y de madre a hijo[26].

Resulta de relevancia, que en el 20,3% de las infecciones (5259 casos) la vía de transmisión fue desconocida[26].

En España, desde el inicio de la pandemia, se han notificado 84.679 casos de SIDA; registrándose 3366 infecciones por VIH en 2014, con una ratio de 9,34/100.000 habitantes. Infecciones de las cuales el 84,7% de los nuevos diagnósticos correspondieron a varones[27].

Asimismo, se notificaron 557 casos de SIDA, lo que supone una ratio de 1,7/100.000 habitantes. De los cuales el 79,3% correspondieron a varones y con una media de edad de 43 años[27].

Las tasas de nuevos diagnósticos de SIDA son similares a los de otros países de la Región Europea de la OMS, aunque superiores a la media de los países de Europa Occidental y de la Unión Europea[27].

3.3 SITUACIÓN EN EL ÁMBITO SANITARIO: RIESGO OCUPACIONAL/NOSOCOMIAL

Como es sabido, los trabajadores sanitarios presentan una mayor exposición a sangre y otros fluidos humanos potencialmente infecciosos, que la población general; indicando diversos estudios que el 80% del personal sanitario se ha visto afectado por exposiciones ocupacionales de riesgo para la transmisión de patógenos sanguíneos a lo largo de su carrera, con una incidencia anual que va desde el 1,4% al 9,5% y con una la media estimada del 3,7%[2,19].

Del total de las exposiciones ocupacionales, alrededor del 75% son percutáneas, frente al 25% de mucocutáneas; siendo mucho mayor el riesgo de transmisión de patógenos sanguíneos en el primer grupo que en el segundo[19].

Exposición ocupacional:

En el ámbito de esta revisión, se entiende como exposición ocupacional, aquel evento que puede poner al trabajador en riesgo de infección por VHB, VHC o VIH durante el desarrollo de su labor y que, por tanto, puede requerir de profilaxis post-exposición. Estas exposiciones conllevan contacto con sangre, tejidos u otros fluidos orgánicos implicados en la transmisión de patógenos de transmisión sanguínea durante el desarrollo de su labor profesional, a través de[32,33,34]:

- Herida percutánea por pinchazo o corte.
- Contacto de mucosas o piel no intacta (cuando la piel expuesta está agrietada, presenta abrasiones, herida abierta o dermatitis).
- Contacto con piel intacta de duración prolongada (varios minutos), o que afecta a superficies extensas.
- Cualquier contacto directo (sin barrera de protección) a concentrados de VIH en laboratorios de investigación o lugares de producción.
- Mordeduras humanas con exposición a sangre. Aunque la transmisión por esta vía es muy rara, la evaluación clínica debe considerar la posible exposición tanto de la persona receptora de la mordedura, como de la que propina el mordisco. Si existe exposición a la sangre de cualquiera de las dos partes implicadas (víctima y agresor), debe proporcionarse el seguimiento post-exposición.

Asimismo, del total de datos relativos a exposiciones ocupacionales recogidos por EPINet entre 2003 y 2008 el 56,8% de los incidentes de este tipo ocurrieron en enfermería casi, duplicando el porcentaje de médicos con un 28,8%[2].

Datos similares a los de EPINet fueron publicados en el último estudio realizado, en España, por EPINETAC, donde se documentó que, de los accidentes ocupacionales con riesgo biológico notificados, el 46,3% correspondieron al personal de enfermería[28].

Sólo en lo concerniente a los virus VHB y VHC, se estima que anualmente a nivel mundial 3 millones de trabajadores sanitarios sufren alguna lesión con instrumental contaminado con alguno de estos patógenos; con alrededor de 2 millones de exposiciones para el VHB y 1 millón para el VHC[19].

En la UE, se estiman un millón de exposiciones percutáneas anuales, aunque se cree que los datos reales pueden ser mucho mayores debido a la infranotificación de accidentes por el personal sanitario.

Estudios cifran esta falta de notificación en porcentajes comprendidos entre el 29-61% de las exposiciones; llegando algunos a estimarla en un 90%.

Un estudio realizado por Himelreich et al. entre 2006 y 2007 mostró que más del 50% del personal sanitario no comunicó los accidentes percutáneos. Además, se comprobó que el personal que los comunicó, no lo hizo de manera más rápida cuando conocía que el paciente era infeccioso, que cuando lo desconocía o sabía que no era un paciente infecto-contagioso. Los empleados, de media, no comunicaron el accidente hasta las dos horas y media tras el suceso[29,30,31]. Conociéndose que el tratamiento de profilaxis post-exposición el VIH solamente es efectivo en un corto periodo ventana, debiendo ser administrada a la menor brevedad posible[30].

La razón principal para esta falta de notificación fue el considerar el incidente como de bajo riesgo de transmisión. Adicionalmente, otras razones importantes para la no notificación fueron[2]:

- Miedo a la estigmatización.
- Falta de tiempo.
- El hecho de que la notificación supone un proceso que consume tiempo.
- El no existir un proceso específico (rutinario) de notificación.

Otros estudios, complementando a estos motivos citados, destacan: el desconocimiento de la existencia de sistemas de notificación y registro, desconocimiento de la necesidad de notificar los accidentes, o que el sistema aplicado es difícil, o poco claro[29].

Se sabe que de los múltiples patógenos de transmisión sanguínea, son el VHB y el VHC los más frecuentemente adquiridos por los trabajadores sanitarios[19]. No ocurre así con el VIH, ya que su transmisibilidad es menor, aunque las consecuencias y complicaciones que acarrea son más graves, por norma. Además, de la capacidad infectiva de cada uno de los virus, la probabilidad de transmisión está directamente relacionada con la prevalencia de cada uno de estos patógenos en la población[2].

En base a la información disponible, se ha concluido que de cada 100 exposiciones percutáneas y mucocutáneas sufridas por el personal sanitario, se transmite el virus en el 0,42% para el VHB, entre el 0,05-1,3% para el VHC y entre el 0,04-0,32% para el VIH[2].

Los costes económicos estimados producto de las lesiones percutáneas son considerables, pero varían según los diferentes países y estudios, en función de las metodologías empleadas. Como ejemplo, Saia et al. reportaron costes anuales por esta causa de entre 4,6 millones de € y 30 millones de € en Alemania, 6,1 millones de € en Francia (considerando sólo al personal de enfermería), 7 millones de € en Italia (sin considerar tratamientos a largo plazo, compensaciones económicas o costes indirectos), entre 6 millones de € y 7 millones de € en España y entre 4 millones de £ y 300 millones de £ en Inglaterra y Gales[29,31].

Además del coste y posible adquisición de la enfermedad, estos accidentes pueden ocasionar un impacto en el bienestar psicológico del sujeto y un empobrecimiento de su calidad de vida. Se han notificado síntomas de ansiedad, pánico e incluso depresión en muchos de los accidentados, variando el porcentaje entre el 18-53% según la patología[2,29,31].

Fluidos orgánicos implicados en la transmisión de patógenos de transmisión sanguínea en el contexto ocupacional:

Se consideran como tales, aquellos que, en caso de exposición, requieren evaluación para posible profilaxis post-exposición. Incluyéndose los siguientes[34]:

- Sangre: el principal fluido orgánico implicado en la transmisión de patógenos de transmisión sanguínea.
- Suero, plasma y otros fluidos biológicos visiblemente contaminados con sangre.
- Muestras de laboratorio, o cultivos que contengan concentrados de VHB, VHC y VIH.
- Semen, secreciones vaginales/uterinas.
- Los líquidos cefalorraquídeo, sinovial, pleural, peritoneal, pericárdico y amniótico, que presentan un riesgo indeterminado de transmisión de patógenos de transmisión sanguínea.

Fluidos orgánicos no implicados en la transmisión ocupacional de patógenos de transmisión sanguínea[34]:

Tienen consideración como no infecciosos, aquellos fluidos que en caso de exposición no precisan seguimiento ni profilaxis post-exposición. Se incluyen entre éstos: secreciones nasales, esputos, sudor, lágrimas, orina, saliva, heces, o vómitos a menos que contengan sangre. No existe constancia de que la exposición a leche materna estuviese implicada en la transmisión a trabajadores sanitarios, por lo tanto, también se incluye en este grupo.

Del mismo modo que el personal sanitario se encuentra en riesgo debido a su trabajo, la población atendida en las instituciones sanitarias puede presentar riesgos similares, englobándose dentro de las enfermedades/transmisiones nosocomiales.

Una vez concretado lo que se considera como exposición ocupacional y nosocomial, se pormenorizan los tipos de transmisión que se pueden dar en el ámbito de la asistencia sanitaria en relación a estos tres virus.

3.3.1 De paciente a personal sanitario

Según la OMS la incidencia anual de enfermedades producidas por estos virus en el personal sanitario se cifra en un 0,39% para el VHB, 0,37% para el VHC y 0,04% para el VIH[2].

Este mismo organismo estima que, a nivel mundial, anualmente se producen 66.000 casos de infección por VHB y 261 muertes relacionadas con este virus entre los trabajadores sanitarios; causadas por lesiones con objetos corto-punzantes contaminados[21].

Mundialmente, más de 100 trabajadores sanitarios han resultado infectados, durante su trabajo, por VIH a través de lesiones percutáneas con agujas y varios miles han contraído VHB y VHC[2].

Como ejemplo de esto último, decir que, en el período de 2001 a 2011, en España se notificaron 5 casos de VIH y 280 de Hepatitis reconocidas como profesionales, de los cuales el 71,43% correspondieron a Hepatitis C[28].

En relación a estos datos estadísticos de incidencia, diversos estudios sobre los mencionados virus evidencian que el riesgo de transmisión ocupacional está condicionado por el tipo y severidad de la exposición, es decir[3,27,32]:

- El grado de contacto con la sangre en el lugar de trabajo.
- La prevalencia de estos virus en la población[3]. Siendo mayor en ciertas poblaciones de riesgo, como homosexuales o drogodependientes[27], así como en la población ingresada en los hospitales. En este grupo de población se estiman prevalencias de; 4,9% (VHB), 7,9% (VHC) y 9% (VIH), en los pacientes hospitalarios[29]. En un estudio en el Hospital Universitario de Frankfurt, 1 de cada 5 pacientes ingresados presentaba alguno de estos virus[30].
- La naturaleza y frecuencia de la exposición. Siendo el mayor riesgo la exposición percutánea a sangre, seguida por la exposición de membranas mucosas y, en menor medida, la exposición en piel no intacta[35].
- Dentro de las lesiones percutáneas, el riesgo se incrementa al asociarse a heridas: profundas, con gran cantidad de sangre, con una aguja hueca o producidas con un catéter previamente insertado en una vena o arteria.
- El riesgo de la transmisión tras una única exposición; que dependerá en gran medida del estado virémico de la fuente (infección activa, enfermedad terminal, ...) y de la capacidad infectiva del virus[29].

Riesgo de Transmisión			
Fuente	**Exposición percutánea**	**Contacto con mucosas o con piel no intacta**	**Mordisco**
VHB HBeAg (+) HBeAg (-)	 22% - 30% 1% - 6%	No cuantificado. Sí documentado.	No cuantificado. Sí documentado.
VHC	1,80%	No cuantificado. No documentado.	No cuantificado. No documentado.
VIH	0,30%	0,09%	No cuantificado. Sí documentado.

Tabla 1. Riesgo de transmisión de VHB, VHC y VIH según el tipo de exposición[3,28,36,37,38]

3.3.2 De personal sanitario a paciente

La transmisión del VHB, VHC y VIH de personal sanitario a paciente ha sido documentada en diversas publicaciones[3], aparentando ser extremadamente baja y difiriendo en función del patógeno, como ya se ha comentado[39].

Aunque algunos estudios retrospectivos determinan que en el caso del VHB el riesgo de transmisión no es tan insignificante; encontrándose con una proporción de pacientes infectados por este virus, secundaria a la transmisión desde un trabajador sanitario infectado, de entre un 0,5% y un 13,1%[40].

La gran mayoría del personal sanitario infectado con un virus de transmisión sanguínea no supone un riesgo a los pacientes, al no realizar actividades en las que se den las condiciones para su transmisión.

Se necesitan tres condiciones para que el trabajador genere este riesgo:

1. Estar en fase virémica.

2. Presentar lesiones que permitan la exposición directa de su sangre, u otros fluidos.
3. La sangre o fluido debe entrar en contacto con tejidos internos del paciente, membranas mucosas o similar puerta de entrada.

El mayor riesgo en este tipo de transmisión lo supone el VHB, ocurriendo principalmente durante procedimientos invasivos llevados a cabo por personal sanitario HBeAg positivo[39]. Existen, a nivel mundial, al menos 45 casos confirmados de trabajadores sanitarios portadores de VHB implicados en la transmisión de su enfermedad[41]. Otros estudios difieren ligeramente en cuanto al número, cifrando en al menos 52 los casos confirmados de trabajadores sanitarios implicados en la transmisión del VHB a más de 500 pacientes, desde 1970[40,42].

En cuanto al VHC, se han documentado al menos 17 casos de personal sanitario implicados en el contagio a más de 300 pacientes. Sirva como ejemplo el caso de siete cirujanos, en Reino Unido, que transmitieron el VHC al menos a 15 pacientes durante el transcurso de intervenciones quirúrgicas. Decir que, del total de los casos documentados de la transmisión de este virus, existe una serie de ellos que fueron producto de acciones dolosas. Este es el caso de una serie de transmisiones, ocurridas en España, Israel y EE. UU.; donde dos anestesistas y una enfermera transmitieron el virus de la Hepatitis C a varios pacientes debido a las adicciones que padecían. Puesto que se pinchaban ellos con el mismo material antes de inyectar a los pacientes[41, 42].

De los tres virus, el VIH conlleva el menor riesgo de transmisión de personal sanitario a paciente, documentándose en escasas ocasiones en este medio.
Un estudio de la *Public Health England* estimó que el riesgo de transmisión de VIH a un paciente durante la realización por un trabajador sanitario de la técnica invasiva de mayor riesgo, estaría entre 1 caso de cada 33.000 y 1 caso de cada 833.000[43].

En consonancia con ese bajo riesgo de transmisión, mundialmente, sólo han trascendido cuatro casos de este tipo[1,39,41,44]. Tres de estos casos documentados sucedieron durante procedimientos invasivos de riesgo:

- Un dentista, en Florida; donde el riesgo exacto de transmisión no fue nunca establecido.
- Un cirujano ortopédico francés durante un procedimiento invasivo de alto riesgo.
- Un ginecólogo español, durante el desarrollo de un procedimiento invasivo de alto riesgo.

En el cuarto caso, en la que se implica a una enfermera francesa coinfectada con VHC, no queda clara la ruta exacta de transmisión, ya que ésta no realizaba procedimientos invasivos de riesgo. Lo que sí quedó demostrado en los cuatro casos, fue la relación genética de los virus VIH en los trabajadores sanitarios y los pacientes afectados. Asimismo, en todos los casos, ninguno de los trabajadores estaba tomando terapia antirretroviral en el momento de la transmisión[39,43,44].

3.3.3 De paciente a paciente

La transmisión de paciente a paciente de estos virus se ha detectado en distintas condiciones de atención sanitaria, en diversos países y generalmente como resultado de errores del PS en la aplicación de una buena praxis en el control infeccioso. Entre los motivos, figuran: un manejo inadecuado del material de extracción de sangre, contaminación de viales multidosis y material inadecuadamente higienizado, desinfectado o esterilizado[39].

Se ha comprobado que la hospitalización es un factor de riesgo de infección por VHC debido, fundamentalmente, a la desinfección inadecuada del material y la práctica de procedimientos invasivos[31]; así como la mayor prevalencia de estos virus en este ambiente[29,30].

Existe constancia, entre otros, de la transmisión del VHB y VHC entre pacientes en centros de diálisis por compartir viales e instrumental médico[37,39]; denunciándose, asimismo, episodios de transmisión de VIH en Unidades de Diálisis (pe. en Argentina, el contagio de 33 pacientes en 1990 y una infección de 20 pacientes en otra Unidad en 1993)[45].

3.4 PREVENCIÓN

Dentro de la prevención de accidentes biológicos, la OMS establece tres niveles de acción: la prevención primaria, secundaria y terciaria.

La primaria se centra en las actuaciones dirigidas a evitar los accidentes y la adquisición de la enfermedad, la secundaria se enfoca en el diagnóstico precoz de ésta y la terciaria pretende retardar su curso y atenuar las consecuencias, una vez se ha establecido[28].

Asimismo, tanto en la legislación comunitaria, mediante la Directiva 89/391/CEE del Consejo, como en la del estado español, por medio de las leyes 31/1995 de Prevención de Riesgos Laborales (LPRL) y la ley 54/2003 (que modifica parcialmente la ley de Prevención), existen normas de obligado cumplimiento que instan a los estados, las instituciones, organizaciones y empresas a velar por la seguridad y salud de los trabajadores en el trabajo. Así como de la seguridad de terceros que tengan relación con la actividad desarrollada por estos. Estas mismas leyes obligan, incluso, al propio trabajador a velar por su seguridad y salud y la de aquellos que tenga relación con él durante el desarrollo de su trabajo[12,13,28].

Así, en la ley de 31/1995 de PRL, en sus artículos 14, 15 y 16 se señala[12]:

Artículo 14. Derecho a la protección frente a los riesgos laborales.

"14.1. Los trabajadores tienen derecho a una protección eficaz en materia de seguridad y salud en el trabajo.

El citado derecho supone la existencia de un correlativo deber del empresario de protección de los trabajadores frente a los riesgos laborales.

Este deber de protección constituye, igualmente, un deber de las Administraciones públicas respecto del personal a su servicio … "

"14.2. En cumplimiento del deber de protección, el empresario deberá garantizar la seguridad y la salud de los trabajadores a su servicio en todos los aspectos relacionados con el trabajo … mediante la adopción de cuantas medidas sean necesarias para la protección de la seguridad y la salud de los trabajadores …"

"14.3. El empresario deberá cumplir las obligaciones establecidas en la normativa sobre prevención de riesgos laborales."

"14.4. Las obligaciones de los trabajadores establecidas en esta Ley, la atribución de funciones en materia de protección y prevención a trabajadores o servicios de la empresa y el recurso al concierto con entidades especializadas para el desarrollo de actividades de prevención complementarán las acciones del empresario, sin que por ello le eximan del cumplimiento de su deber en esta materia, sin perjuicio de las acciones que pueda ejercitar, en su caso, contra cualquier otra persona."

Esta protección de la que se habla en el artículo 14 de la Ley de PRL se garantizará a través de la acción preventiva sobre los riesgos laborales a los que están expuestos los trabajadores., como se recoge en su artículo 15.

Artículo 15. Principios de la acción preventiva.

"15.1. El empresario aplicará las medidas que integran el deber general de prevención previsto en el artículo anterior, con arreglo a los siguientes principios generales:

a) Evitar los riesgos.

b) Evaluar los riesgos que no se puedan evitar.

c) Combatir los riesgos en su origen.

d) Adaptar el trabajo a la persona, en particular en lo que respecta a la concepción de los puestos de trabajo, así como a la elección de los equipos y los métodos de trabajo y de producción, con miras, en particular, a atenuar el trabajo monótono y repetitivo y a reducir los efectos del mismo en la salud.

e) Tener en cuenta la evolución de la técnica.

f) Sustituir lo peligroso por lo que entrañe poco o ningún peligro.

g) Planificar la prevención, buscando un conjunto coherente que integre en ella la técnica, la organización del trabajo, las condiciones de trabajo, las relaciones sociales y la influencia de los factores ambientales en el trabajo.

h) Adoptar medidas que antepongan la protección colectiva a la individual.

i) Dar las debidas instrucciones a los trabajadores."

"15.2. El empresario tomará en consideración las capacidades profesionales de los trabajadores en materia de seguridad y de salud en el momento de encomendarles las tareas."

"15.3. El empresario adoptará las medidas necesarias a fin de garantizar que sólo los trabajadores que hayan recibido información suficiente y adecuada puedan acceder a las zonas de riesgo grave y específico."

"15.4. La efectividad de las medidas preventivas deberá prever las distracciones o imprudencias no temerarias que pudiera cometer el trabajador..."

Artículo 16. Evaluación de los riesgos.

"16.1. La acción preventiva ... se planificará por el empresario a partir de una evaluación inicial de los riesgos para la seguridad y la salud de los trabajadores, que se realizará, con carácter general, teniendo en cuenta la naturaleza de la actividad, y en relación con aquellos que estén expuestos a riesgos especiales ... será actualizada cuando cambien las condiciones de trabajo y, en todo caso, se someterá a consideración y se revisará, si fuera necesario, con ocasión de los daños para la salud que se hayan producido."

"16.2. Si los resultados de la evaluación...lo hicieran necesario, el empresario realizará aquellas actividades de prevención, ... que garanticen un mayor nivel de protección de la seguridad y la salud de los trabajadores."

"16.3. Cuando se haya producido un daño para la salud de los trabajadores ... el empresario llevará a cabo una investigación al respecto, a fin de detectar las causas de estos hechos."

Por todo ello, siguiendo las definiciones y clasificación de la prevención en sus tres fases o escalones y conforme a la legislación mencionada, de forma genérica, cada institución debe promover y asignar recursos para[1,28]:

- Establecer procedimientos de trabajo adecuados y utilizar medidas técnicas apropiadas para evitar o minimizar la liberación de agentes biológicos en el trabajo.
- Reducir, al mínimo posible, el número de trabajadores expuestos a agentes biológicos.
- Educar y entrenar al personal en el conocimiento y adherencia a las precauciones estándar. Estudios realizados, consideran que entre el 77-82% de los accidentes se podrían prevenir proporcionando recomendaciones escritas y poniéndolas en práctica[31].
- Disponer de los materiales necesarios para actuar como barrera (guantes, mascarilla, batas, gafas protectoras, ...), así como contenedores de material desechable potencialmente contaminado.
- Garantizar el asesoramiento y la asistencia las 24 horas del día.
- Facilitar el acceso a la medicación en los casos necesarios y en los plazos establecidos.
- Establecer los protocolos de seguimiento adecuados.

- Disponer de profesionales encargados de la atención y seguimiento de los casos.
- Establecer criterios de notificación centralizada para crear un registro y valorar la eficacia de las intervenciones.

Del mismo modo, es deber del trabajador, según se desprende de la Ley de PRL[12,28]:

- Conocer los riesgos biológicos a los que se ve expuesto en el desempeño de su actividad profesional. Así como las medidas de prevención y protección disponibles, en su caso, incluida la vacunación frente al VHB.
- Participar en la formación sobre riesgos y cumplir las normas de prevención y los procedimientos de trabajo seguro. Con especial énfasis en el seguimiento y cumplimiento de las precauciones estándar.
- Comunicar, a quien corresponda (responsable, superior, ...), a la mayor brevedad posible cualquier incidente o accidente con riesgo biológico para asegurar el seguimiento y control adecuado.
- Utilizar adecuadamente, conforme a la información y formación recibida, los medios y equipos de protección colectiva e individual y los equipos de bioseguridad; así como seguir las indicaciones establecidas en las normas de seguridad facilitadas por la organización.

3.4.1 Manejo de la pre-exposición (Prevención primaria)

La prevención primaria en lo relativo a los virus tratados en esta revisión, se centra fundamentalmente en dos estrategias básicas: la prevención de la transmisión y la vacunación.

Se debe partir de que el pilar fundamental en la prevención de las exposiciones biológicas accidentales es la formación del personal. Siendo clave para incrementar la percepción del riesgo y fomentar el cambio de actitud en el trabajador sanitario[28].

Ateniéndose a esto, todos los centros sanitarios y todo organismo donde se trabaje con fluidos biológicos y/u objetos corto-punzantes deben disponer de programas formativos en la materia para el personal, con protocolos escritos de actuación en caso de exposición. Dicha formación se dará en el momento de la incorporación al lugar de trabajo, de forma periódica y siempre que se introduzca cualquier cambio en los instrumentos[12, 28].

Es necesario establecer mecanismos para asegurarse del adiestramiento de las nuevas incorporaciones, sustituciones, trabajadores en formación y estudiantes[28].

Complementando a lo dicho en las anteriores líneas, reseñar que la inmunización contra el virus de la Hepatitis B es la mejor estrategia de prevención primaria contra esta enfermedad.

Aunque también se debe señalar que, aproximadamente, tan sólo a mitad del personal sanitario está correctamente inmunizado[31].

3.4.1.1 Prevención de la transmisión de patógenos sanguíneos

En lo referente a la prevención de la transmisión de patógenos sanguíneos, una serie de programas piloto para la implantación de dispositivos de seguridad contra el riesgo biológico por pinchazo accidental, realizados en España por el Ministerio de Sanidad, entre los años 2005 y 2010, en las Comunidades Autónomas de Madrid, Castilla-La Mancha, Baleares Galicia y Navarra; demostraron que las medidas preventivas frente al riesgo biológico deben centrarse en la introducción de materiales y equipos con mecanismos de bioseguridad, en la mejora de la praxis profesional aplicando protocolos de trabajo, la formación e información de los trabajadores en la utilización de mecanismos de barrera y precauciones universales/estándar. Así como, en la vigilancia epidemiológica[28].

Por tanto, las instituciones sanitarias y los servicios de salud deben demandar una constante adherencia a las prácticas universales de control de infecciones, con el fin de proporcionar la máxima protección a los pacientes y trabajadores. El personal sanitario tiene la responsabilidad y el deber moral de protegerse y, del mismo modo, proteger al paciente[37]; siguiendo para ello las precauciones estándar, el uso de material de bioseguridad y una serie de medidas específicas en determinados casos, que se detallan a continuación[19].

1) Precauciones estándar (PE)

Las precauciones estándar, son una serie de recomendaciones a seguir, diseñadas y propuestas por el CDC (Centro de Control de Enfermedades de EE. UU) desde 1996, con el fin de reducir el riesgo de transmisión de microorganismos desde potenciales fuentes de infección, reconocidas o no, en los centros sanitarios. Son de aplicación a todos los pacientes, independientemente de su diagnóstico o estado infeccioso; reduciendo el riesgo de transmisión de patógenos hemáticos y otro tipo de patógenos[28,34].
Las precauciones estándar sintetizan los aspectos más importantes de las Precauciones Universales (diseñadas para reducir la transmisión de patógenos de transmisión sanguínea) y de las Precauciones de Aislamiento de Sustancias Corporales (diseñadas para reducir el riesgo de transmisión de patógenos procedentes de sustancias corporales húmedas y sustancias potencialmente infecciosas, de todos los pacientes, fundamentalmente a través del uso de guantes). Así, de cara a prevenir accidentes durante procedimientos que puedan suponer un riesgo, se deben tener siempre presentes las siguientes medidas[19,28,34,39].

- Higiene de manos: Este es el procedimiento más importante para prevenir las infecciones asociadas al cuidado sanitario. Es importante resaltar que ***los guantes NO son un sustituto del lavado de manos.***
    1. El lavado de manos se realizará siempre antes y después de tocar a un paciente, tanto si se utilizan guantes como si no. Puede ser preciso el lavado de manos entre tareas o procedimientos con el mismo paciente para evitar la contaminación cruzada de diferentes lugares corporales.
    2. Lavado de manos después del contacto con sangre, fluidos, secreciones o excreciones corporales y objetos contaminados, se hayan utilizado o no guantes.
    3. Uso de jabón simple (no antimicrobiano) para el lavado rutinario de manos.
    4. Uso de agentes antimicrobianos, o antisépticos no acuosos, para circunstancias especiales (control de brotes o infecciones hiperendémicas).
- Guantes: Se deben usar durante cualquier procedimiento que pueda conllevar contacto con sangre y/u otros fluidos corporales. Se ha demostrado que el volumen de sangre transmitido por un pinchazo se reduce al 50% cuando la aguja atraviesa primero el guante; recomendándose el doble guante en pacientes VIH, VHB y VHC positivos.
    1. Uso de guantes limpios, no necesariamente estériles, cuando se vaya a tocar sangre, fluidos corporales, secreciones o excretas y objetos contaminados con los mismos.
    2. Uso de guantes estériles antes de tocar membranas mucosas y superficies de piel no intacta. Se pondrán justo antes del contacto.
    3. Cambio de guantes entre actuaciones y procedimientos sobre el mismo paciente si se ha tenido contacto con material con un alto contenido en microorganismos (drenaje de heridas, material

fecaloideo). También, se realizará el cambio si se rompen y/o perforan.

4. Quitar los guantes inmediatamente después de usarlos, procediendo al lavado de manos a continuación.

- Protectores oculares, máscaras y gorros: Deben ser utilizados para proteger la membrana mucosa de los ojos, nariz y boca en todo procedimiento donde sean probables las salpicaduras y formación de aerosoles de sangre, fluidos corporales, secreciones y excretas. Las máscaras ofrecen un mayor nivel de protección que las gafas, pero se deben cambiar si son salpicadas o se humedecen.

- Batas: Uso de bata limpia, no necesariamente estéril, durante las actuaciones y cuidados que puedan ocasionar salpicaduras o aerosoles de sangre, fluidos corporales, secreciones y excretas. Se debe utilizar una bata que se adecúe a la actividad y la cantidad de fluido que se prevea encontrar. Quitar la prenda sucia tan pronto sea posible y lavado de manos inmediatamente. En el área quirúrgica, cirujanos y enfermeros instrumentistas utilizarán batas estériles durante la intervención.

- Instrumental: Se debe manipular el instrumental manchado de sangre, fluidos o secreciones corporales o excretas, intentando evitar y/o minimizar las exposiciones cutáneas o mucosas, la contaminación de la indumentaria, o la transferencia de microorganismos a otro personal, pacientes o al ambiente. Asegurarse de que el material reutilizable no se vuelve a utilizar antes de su limpieza y procesado adecuado; garantizando su esterilización cuando sea preciso. Tanto el instrumental y equipo reutilizable, como la ropa blanca, deben ser desinfectados y esterilizados cuando corresponda.

  Asimismo, se asegurará que el material de un solo uso no es reutilizado y se desecha adecuadamente en los contenedores y bolsas específicos para tal fin.

- Instrumentos punzantes/cortantes: Deben manejarse siempre cuidadosamente agujas, bisturíes y otros instrumentos cortantes o punzantes. Nunca se dejarán desatendidos en el área de trabajo evitando, además, las manipulaciones innecesarias una vez usados. Se depositarán a la mayor brevedad, una vez usados, en los contenedores específicos, qué estarán situados tan próximos como sea necesario.

  Asimismo, nunca se deben re-encapuchar las agujas usadas, ni se realizará ninguna otra manipulación de las mismas con las manos. Tampoco se realizarán, bajo ningún concepto, maniobras en las que se dirija la punta de la aguja u objeto punzante y/o cortante hacia cualquier parte del cuerpo.

  No desconectar las agujas usadas de las jeringas, ni doblar, romper, o hacer cualquier otra manipulación manual de las agujas. Se debe hacer uso de las técnicas adecuadas y/o dispositivos mecánicos diseñados para estos fines.

Además de conseguir la adhesión y seguimiento de las Precauciones Estándar por parte del personal, el hospital debe garantizar un control ambiental dentro de sus instalaciones Para ello elaborará e implantará procedimientos adecuados para el cuidado rutinario, limpieza y desinfección de superficies, camas, barandillas, mobiliario de las habitaciones y otras superficies tocadas frecuentemente. Asegurándose del cumplimento de las mismas[34].

2) Material de bioseguridad

Como ya se ha mencionado, una de las medidas preventivas de demostrada eficacia es el uso de material de bioseguridad.

Así, en las indicaciones, de obligado cumplimiento, de la Directiva 2010/32/UE del Consejo, con fecha de entrada en vigor 1 de junio de 2010, se especifica que: "Se debe eliminar el uso innecesario de instrumental corto-punzante mediante la aplicación de cambios en la práctica y basándose en los resultados de evaluación de riesgos, proporcionar dispositivos médicos que incorporen mecanismos de protección integrados". En nuestra legislación, esta directiva se aplica mediante su transposición en la Orden ESS/1451/2013, de 29 de julio. Estas indicaciones afectan a todo el sector sanitario y hospitalario y a sus empleados, con independencia de la titularidad pública o privada[9,16,28].

Se conocen como materiales o dispositivos de bioseguridad, a los equipos o instrumentos que incorporan sistemas de seguridad, o protección, diseñados para eliminar o disminuir el riesgo de sufrir una exposición percutánea y mucocutánea[28].

Éstos se agrupan en cuatro grandes grupos según la clasificación de 2010 de la AFSSAPS (*Agence Française de Sécurité Sanitaire des Produits de Santé*)[28]:

1. Contenedores para eliminar los materiales corto-punzantes después de su uso: Fue el primer equipo de seguridad implementado tras la prohibición del re-encapuchado (derivado de la aplicación de las precauciones estándar). Es un material esencial para evitar las exposiciones ocupacionales a patógenos sanguíneos. Debiendo encontrarse en el lugar donde se realiza el procedimiento de riesgo (extracción de sangre, inyección, etc) lo más próximo posible, y haciendo uso del mismo inmediatamente después de finalizado el procedimiento.
   Asimismo, este tipo de material son el único equipo de seguridad que cumple hoy en día un estándar; debiendo cumplir las normativas UN-3291 y la NFX 30-500 (contenedores para eliminación de agujas). Existen 4 categorías: mini-colectores, cajas, tambores y bidones.
2. Dispositivos que evitan el uso de la aguja (pe. grapadora).

3. Dispositivos que impiden o minimizan el riesgo en el procedimiento de separación de la aguja o de la hoja. Son dispositivos desechables que ofrecen un nivel adicional de seguridad en comparación con el material reutilizable mediante la eliminación de cualquier manipulación después del procedimiento. Evitan el movimiento de riesgo que supone la desconexión de la aguja, considerado el momento de mayor riesgo de accidente (pe. jeringas luer-lock, sistemas de transferencia para muestras de sangre...). Como contrapartida, conlleva el aumento del volumen de residuos y el llenado más rápido de los contenedores.
4. Dispositivos invasivos con mecanismos integrados de recubrimiento de la parte corto-punzante después de su uso (pe. jeringa con aguja retráctil, jeringa/bisturí con funda protectora).

Otras Agencias internacionales de diferentes países, entre ellas la CDC *(Control Disease Center)* o la FDA (*Food and Drugs Agency*), los clasifican en dos grupos principales. De mayor a menor eficacia preventiva[28]:

1. Materiales pasivos o dispositivos automáticos, que no requieren ningún acto específico por parte del usuario para la activación de la seguridad, ni cambios en los procedimientos (pe. grapadora, lanceta de seguridad, etc), permitiendo una activación precoz de la seguridad. Son los materiales más eficaces en la prevención de lesiones por pinchazo. Su coste adicional está compensado por una mayor disminución de las exposiciones biológicas accidentales y una menor necesidad de entrenamiento de los profesionales sanitarios en su manejo.

2. Materiales activos, que requieren la intervención del usuario para activar la seguridad (pe. aguja con aletas con dispositivo de seguridad, protección tipo bisagra, etc). Dividiéndose a su vez en tres subgrupos:

- Con mecanismo de seguridad semiautomático.

- Cubrimiento del material del manguito sobre la aguja. De modo totalmente manual, activándose generalmente con un movimiento de la mano.
- Activación mediante deslizamiento de la aguja (aguja retráctil). Consistiendo en una activación totalmente manual y por lo general siendo necesario el uso de ambas manos.

Finalmente, se podría realizar una clasificación de estos dispositivos, en función del procedimiento para el que van a ser utilizados, englobándose en[28]:

1. Material de extracción.
2. Material de inyección.
3. Material quirúrgico.
4. Material de infusión.

Se ha demostrado una reducción en el número de accidentes mediante el uso de este tipo de materiales, existiendo datos en Reino Unido que la cifran entre un 50% y un 80%[31].

Asimismo, para que este tipo de materiales realice su función de manera adecuada y logren el fin para el que fueron diseñados. Es imprescindible formar e informar no sólo a los trabajadores que utilizan el instrumental sanitario corto-punzante, sino también a todas las personas que participan en el desarrollo de la actividad sanitaria, cuyas decisiones u omisiones van a condicionar, por tanto, la seguridad de todos. Siendo importante, en particular, que el responsable directo de cualquier actividad potencialmente peligrosa esté capacitado para tomar todo tipo de decisiones de manera correcta y adecuada, frente a posibles circunstancias no contempladas, que puedan surgir, en la ejecución de la actividad. Así como, ser capaz de identificar actuaciones y/o situaciones inseguras y tomar medidas para su corrección inmediata[28].

Se pueden definir diferentes perfiles de formación en base al nivel de implicación respecto al riesgo de exposición a agentes biológicos:

a) Perfil básico: Para personal sanitario de distintos servicios.
b) Perfil específico: Para personal sanitario que realiza técnicas muy invasivas y que precisan de una mayor destreza en el manejo del material de bioseguridad.

El contenido de la formación se adaptará a un público general para, posteriormente, establecer objetivos específicos de formación en base al perfil del trabajador[28].

3) <u>Precauciones específicas</u>

Además de las PE, en los siguientes casos, se deben tomar una serie de medidas adicionales:

1. Personal sanitario portador de VHB, VHC o VIH:

Existe controversia sobre cómo gestionar la labor del personal portador de estos virus. En cualquier caso, estos profesionales no deberían tener restricción para realizar procedimientos no invasivos[39].

En el caso del personal sanitario portador de VHB existe consenso a nivel internacional, de cómo proceder en su trabajo diario, limitándose algunas prácticas en determinados casos[41].

La mayoría de las transmisiones del VHB de personal a paciente ocurren durante la realización de técnicas invasivas de riesgo (cirugías abdominales, traumatológicas, etc). Este tipo de técnicas consisten en procedimientos con elevado riesgo potencial de contacto entre la piel del personal sanitario e instrumental quirúrgico punzante, agujas o tejidos punzantes (fragmentos óseos, dientes,etc) habitualmente ubicados en cavidades corporales o zonas con escasa visibilidad.

La prevención de este tipo de transmisión del VHB se basa fundamentalmente en la vacunación del personal y la vigilancia sistemática para la detección de la infección por el virus de la Hepatitis B en personal no inmunizado que realiza técnicas invasivas. A todo ello, se suma una serie de restricciones a los trabajadores infectados por este patógeno[41]. Así:

- Los trabajadores HBsAg (+) con altos niveles de viremia, asociados con HBeAg (+), que realizan procedimientos invasivos de riesgo, deben suspender la práctica hasta que los indicadores de infectividad desaparezcan[32].
- Aquellos trabajadores con HBsAg (+) y HBeAg (-), solicitarán consejo a expertos que determinen bajo qué circunstancias pueden continuar realizando esos procedimientos[36,39,41].

Sin embargo, no se ha alcanzado un consenso de actuación a nivel internacional sobre el personal sanitario portador del VHC y VIH, que realice procedimientos de riesgo; adoptándose distintas medidas en función del país e individualizando cada caso según el tipo de actividad[35,39,41]. En algunos países, se limita e incluso se prohíbe la realización de técnicas invasivas a los profesionales portadores de VHC-ARN (+), hasta que este marcador se negativice y a los VIH permanentemente. Mientras en otros, por el contrario, no existe una política definida al respecto, permitiéndoles continuar con la realización de procedimientos invasivos, aunque en algunos casos se les imponga la realización de mediciones de la carga viral de manera periódica[1,41,43].

En lo que sí parece existir consenso, es en que tanto el personal portador del VHC como del VIH que no realicen procedimientos invasivos de riesgo no deben seguir ninguna restricción laboral específica, aunque si deben adherirse al seguimiento de las precauciones estándar y a realizar su labor acorde a una buena praxis[1,43].

Adicionalmente, existen recomendaciones comunes a adoptar para los tres patógenos[37,39]:

- El personal sanitario debe prevenir lesiones que conlleven a una exposición de su sangre al paciente; lo cual supone el mayor nivel de protección para ambos.
- Se recomiendan los test serológicos voluntarios y confidenciales del personal.
- Los trabajadores con lesiones exhudativas, dermatitis supurativas, o similares, deberían evitar intervenir en el cuidado directo del paciente hasta que esta situación se resuelva.

2. Diálisis

Mención especial merece este área, identificada como una de las de mayor riesgo para la transmisión de estos virus a los pacientes, directa o indirectamente por parte del personal sanitario. Además, de ser una de las áreas donde más lesiones percutáneas de riesgo sufre el personal[2,39,46].

Aunque existe la posibilidad de infección por otros virus sanguíneos, en las unidades de diálisis, los que mayor prevalencia presentan son; VHB, VHC y VIH. Está comprobado que las infecciones víricas, y más aún por virus hepatotropos, se dan con frecuencia considerable en los pacientes en hemodiálisis.

Por tanto, las precauciones universales deben ser siempre de obligado cumplimiento para todos los pacientes en hemodiálisis, considerándose a todos ellos como potencialmente infecciosos, aunque las serologías sean negativas, con el fin de evitar la transmisión nosocomial, vía principal de transmisión en las unidades de diálisis.

Además de las precauciones universales, para evitar la transmisión nosocomial, se debe en estas unidades tomar una serie de precauciones específicas[46]:

- <u>En caso de VHB:</u>

  Todo paciente con enfermedad renal crónica debe ser sometido a estudio serológico para el VHB (Antígeno HBs y anticuerpos HBc y HBs), con el fin de poder ser filiado frente a dicho virus y plantear la vacunación a la mayor brevedad, pudiendo considerarse la determinación de antígenos HBs y anticuerpos HBc:

  a) Anualmente en todo paciente de hemodiálisis, particularmente en los no respondedores a la vacuna frente al VHB.
  b) En todo paciente remitido de otra unidad, con especial atención a los de unidades de agudos y a los periodos vacacionales.
  c) En todo paciente en caso de seroconversión.

  En caso de ser necesaria la vacunación del paciente, se utilizará doble dosis de vacuna y se administrará en 4 dosis, por norma general con la siguiente pauta: 0, 1, 3 y 6 meses.

  En caso de no respondedor puede administrarse una segunda pauta. Si tras ésta sigue sin respuesta, no vacunar más.

  Asimismo, se deben tomarán medidas de aislamiento con todos los pacientes con infección por el VHB, siendo dializados en sala independiente, con monitores de diálisis y personal exclusivamente dedicados a ellos. (Medida exigible)

  Si en este periodo los pacientes negativizan el antígeno HBs, el ADN del VHB se pierde y se produce seroconversión (desarrollando anticuerpos HBs), se considerarán no infecciosos y dejarán el aislamiento.

Se recomienda que el personal de estas unidades esté inmunizado ante el VHB, así como seguir una serie de recomendaciones:

a) Aquellos que no presenten inmunidad activa frente al VHB, deben ser vacunados.
b) En caso de embarazo sin anticuerpos HBs, se evitará el contacto con estos pacientes.
c) Ante cualquier inoculación accidental en no respondedores, tanto personal sanitario como en pacientes dializados, se procederá a la inmunización pasiva-activa: Inmunoglobulina específica (HBIg) y se iniciará la vacunación.
d) De desconocer la situación serológica, se administrará la HBIg y se realizará serología a la mayor brevedad.
e) Todo incidente se comunicará al Departamento de Medicina Preventiva y se procederá a su registro.

- Respecto al VHC:

Según se extrae de recientes estudios, la prevalencia de este virus en diálisis es del 9,02%, siendo en hemodiálisis del 9,2% y en diálisis peritoneal del 5,7%[46].

Una elevación de las cifras de transaminasas glutamicopirúvica (GPT) de gamma-glutamiltranspeptidasa (GGT) son el primer marcador de una posible infección por VHC, por lo que deben excluirse otras causas previamente, además de realizar serología para los distintos virus.

Asimismo, se deberán realizar sistemáticamente:

a) Determinación de anticuerpos para el virus de la Hepatitis C, en todo ingreso programado en la unidad de hemodiálisis. Si es admitido de forma permanente, se recomienda realizar PCR cualitativa para determinar su infectividad.

b) Si entra de urgencia, debe ser filiado en el momento de su entrada, junto con serologías para VHB y VIH.

c) Determinación, al menos, bimensualmente las enzimas hepáticas GPT y GGT. Recomendándose mensualmente en las unidades con mayor riesgo.

d) En todo paciente en hemodiálisis determinar, al menos, semestralmente los anticuerpos frente al VHC mediante técnica ELISA, además, los anticuerpos frente al VIH.

   Tanto las recomendaciones del punto c, como del d, deben aumentarse en su frecuencia en unidades con mayor riesgo y en pacientes con elevación de las enzimas hepáticas. Aconsejándose, además extremar la vigilancia en pacientes que se incorporan a diálisis tras el trasplante y los dializados en otra unidad (especialmente, en periodos vacacionales y unidad de agudos)

e) Ante una seroconversión frente al VHC, deben determinarse las enzimas hepáticas, los anticuerpos y la PCR en todos los pacientes de la unidad, con prioridad en los del mismo turno, y no cambiar de turno hasta descartar epidemia.

f) En caso de pacientes infecciosos o potencialmente infecciosos, se deberán agrupar en una zona claramente delimitada de la unidad, con personal dedicado exclusivamente a ellos durante la sesión. Pudiendo compartir los monitores con pacientes VHC negativos, siempre que se cumplan las normas correctas de desinfección y limpieza externa e interna de los mismos.

   Otras opciones, en cuanto al aislamientos serían: en la misma sala con algún tipo de separación física añadida (biombo); en la misma sala, pero por turnos o en salas independientes.

En lo concerniente a la seguridad del personal sanitario:

a) La inoculación accidental se pondrá en conocimiento del Departamento de Medicina Preventiva y/o especialista responsable; procediendo a realizar determinación de: GPT, GGT y ARN del VHC mediante PCR, inmediatamente tras el accidente y una vez al mes, hasta descartar infección.

b) Tras una exposición, se recomienda asimismo determinar anti-VHC de inmediato y a cada 3 meses.

Si a los 6 meses de seguimiento, los marcadores de VHC son negativos, se descartará la infección.

- Para el VIH:

Existen pocos estudios sobre la prevalencia en diálisis de pacientes VIH positivos; refiriendo, el último realizado en España, una prevalencia global en esta área del 0,54%. Pese a su baja prevalencia, todos los ingresos deben filiarse para el virus, tras su consentimiento. No exigiéndose estudios serológicos de rutina. Sólo en pacientes de riesgo se considerará su repetición semestral, o anual. Pudiendo este tipo de análisis identificar posibles seroconversiones[46].

Al ser un virus de baja infectividad, no es exigible, ni se puede imponer el aislamiento del paciente en sala separada. Si bien deben extremarse las precauciones universales si la carga vírica es positiva a títulos altos.

Este tipo de precauciones y la correcta desinfección del material son suficientes para evitar la transmisión del virus.

Tras una inoculación accidental, tanto a personal sanitario como a un paciente VIH negativo, se procederá a:

a) Tratar a la persona afectada con antirretrovirales lo antes posible, máximo entre 48-72 horas tras la exposición. Siendo lo recomendable en la primera hora tras el accidente.

b) Notificación a l Departamento de Medicina Preventiva.

3.4.1.2 Vacunación

El Comité Asesor de Vacunas de la Asociación Española de Pediatría (AEP), resalta los siguientes beneficios de esta técnica[47]:

- Proteger a los trabajadores del riesgo de contraer ciertas enfermedades transmisibles.
- Evitar que los trabajadores puedan ser fuente de contagio.
- Representar una actitud ejemplar de cara a la población.
- Evitar el absentismo laboral como consecuencia de las infecciones adquiridas.

No obstante, este mismo comité puntualiza, que las coberturas vacunales entre el personal sanitario en España, en la línea de la situación mundial, no son las adecuadas; debido a una baja percepción de riesgo de enfermedad y a dudas sobre la efectividad y seguridad de determinadas vacunas. Asimismo, recomienda especialmente la vacunación de estudiantes y personal en formación, por considerar un mayor riesgo de exposición, al contar con menos experiencia[1,47].

En algunos países, en un intento de mejorar las tasas de vacunación entre el personal sanitario, se han implantado una serie de medidas, entre las que se incluye la obligatoriedad de la vacunación para los sanitarios que atienden a pacientes de alto riesgo. Ésta es sin duda la estrategia más efectiva para conseguir unas tasas de vacunación adecuadas entre este colectivo y disminuir la transmisión de determinados patógenos, aunque no es de aplicación en España. Donde las indicaciones vacunales son recomendaciones sanitarias, no medidas de obligado cumplimiento[1].

En lo relativo a los tres virus tratados en esta revisión, sólo existe una vacuna eficaz para el VHB.

El VHB es el virus sanguíneo que más se contagia en el ámbito sanitario, con infección aguda o crónica. De hecho, en España la hepatitis producida por el VHB es una infección considerada enfermedad profesional desde 1978, desde su inclusión en el listado de Enfermedades Profesionales del Sistema Nacional de Seguridad Social, mediante el Real Decreto 1995/1978; modificado por el Real Decreto 1299/2006, del 10 de noviembre[28].

Asimismo, la vacunación sistemática de los trabajadores sanitarios ha puesto de manifiesto su efectividad en la reducción de prevalencia de la infección por VHB en este grupo poblacional desde su puesta en marcha a principios de la década de los 80; siendo la medida más efectiva para prevenir la Hepatitis B y sus consecuencias, incluidas la cirrosis, el cáncer hepático y la insuficiencia hepática[28].

Por todo lo expuesto anteriormente, cobran especial relevancia la oferta y puesta a disposición de la vacuna contra el VHB al personal sanitario; así como el realizar programas de formación e información sobre la vacunación y sus beneficios dentro de este grupo profesional.

1) <u>Recomendación de la vacunación contra el VHB</u>

Según el Ministerio de Sanidad, Servicios Sociales e Igualdad de España, se recomienda la vacunación frente a este virus en los siguientes casos, siendo en el ámbito sanitario de aplicación a todas las categorías profesionales. Incluyendo los ámbitos de Atención Primaria y Especializada, Servicios de Urgencias y Emergencias, clínicas dentales y otros profesionales afines[28, 47]:

- Personal Sanitario y para-sanitario, incluyendo el personal en formación, que tenga contacto frecuente con sangre o riesgo de herirse con instrumentos contaminados con ésta.
- Otro personal que trabaje en centros sanitarios, en función de su grado de exposición a materiales o productos potencialmente infectados.
- Personas que en su trabajo utilizan cualquier tipo de técnicas que impliquen punción percutánea de piel o mucosa; abarcando desde técnicas de medicina alternativa como la acupuntura, hasta trabajadores de servicios personales como tatuajes o "piercing".
- Trabajadores de Instituciones Penitenciarias.
- Personal que trabaja en instituciones cerradas con deficientes mentales y/o menores acogidos.
- Trabajadores en servicios de emergencias (bomberos, policías, ...)
- Personal de limpieza de parques y jardines, así como recogida de basura.

2) <u>Vacunas anti-VHB comercializadas en España</u>

Existen tres tipos de vacunas contra el virus de la hepatitis B en el mercado español:

- Monocomponente: Virus de la Hepatitis B.
- Bivalentes: Combinación de virus de la Hepatitis B y Hepatitis A.
- Hexavalentes: Combinación de Hepatitis B, Difteria, Tétanos, Tosferina, *Haemophilus influenzae* tipo b y Polio.

Vacuna	Componentes	Nombre comercial	Dosis habitual
Hexavalente	Hepatitis B, difteria, tétanos, tosferina, H. influenzae tipo b y polio	Hexyon (SP-MSD) Infanrix hexa (GSK)	En niños, 2 dosis (a los 2 y 6 meses de edad) como complemento a VHB Recién Nacido
Combinada con Hepatitis A	Hepatitis B y hepatitis A	Twinrix pediátrico (360 UE + 10 µg) (GSK) Twinrix adulto (720 UE + 20 µg) (GSK)	3 dosis (0, 1 y 6 meses) [a]
Monocomponente	Hepatitis B	Fendrix >15 años, 20 µg (GSK) Hbvaxpro 5, 10, 40 µg (SP-MSD) Engerix-B 10 y 20 µg (GSK)	3 dosis (0, 1 y 6 meses) [a]

[a] En caso de pauta rápida de vacunación (0, 1 y 2 meses) se recomienda una cuarta dosis entre los 6 y 12 meses. En >18 años y circunstancias excepcionales, también se pueden administrar 4 inyecciones im a los 0, 7, 21 días y 6-12 meses.

Tabla 2. Vacunas VHB comercializadas en España y pautas de administración[28,47,48,49]

No se han demostrado interferencias con otras vacunas, por lo cual puede administrarse conjuntamente con otras (p.e. Sarampión, Rubéola, etc), pero siempre en lugares anatómicos diferentes[28].

3) <u>Test de seroconversión post-vacunal y revacunación</u>

En colectivos de riesgo, como el personal sanitario y pacientes cuyo manejo depende del conocimiento de su estado inmune como en el caso de paciente en diálisis y/o inmunodeprimidos, están recomendados los test para comprobar la inmunidad tras la vacunación contra el VHB. Consistentes en la realización de Anti-HBs con cuantificación, expresando los resultados en mUI/ml o UI/l[28].

Los marcadores post-vacunales deben realizarse transcurridos 1-2 meses tras completar la vacunación. En caso de pauta corta, se realizarán tras la última dosis[28].

Así en función de la respuesta inmunológica de la persona vacunada, se habla de[28]:

- **Respondedor**

Considerando como tal a la persona que tras la administración de una o dos series completas de vacuna de VHB desarrolla una seroconversión post-vacunal, con título de anticuerpos HBs igual, o superior, a 10mUI/ml. No siendo necesarias dosis de recuerdo posteriores.

- **No respondedor**

Se considera así, a la persona que tras dos series completas de vacunación frente al VHB no desarrolla anticuerpos HBs, o el título de éstos es inferior a 10mUI/ml. Debiendo evaluarse para determinar si es antígeno HBs positivo. Si es no respondedor y anti-HBs negativo se considerará como susceptible a la infección por el VHB, debiendo extremar las precauciones.

En caso de exposición al virus deberá serle administrada IgHB de modo profiláctico, repitiéndose en cada posible exposición.

Decir, que, entre los no respondedores a una primera serie completa de 3 dosis de vacuna, entre el 25% al 50% responden a una dosis adicional de la vacuna y entre el 44% y el 100% responden a una segunda serie de revacunación completa.

Añadir, que no se debe excluir de la vacunación frente al VHB a los trabajadores con enfermedad hepática crónica, ni portadores de VHC, ni VIH; recomendándose la vacuna, puesto que una infección por VHB puede ser grave en dichos casos.

3.4.2 Manejo de la post-exposición (prevención secundaria/terciaria)

Una vez se ha producido un incidente de riesgo con agentes biológicos, especialmente en nuestro medio con: VHB, VHC y/o VIH, cada centro de trabajo debe activar el protocolo de actuación que haya definido al respecto, debiendo garantizar la asistencia del accidentado durante toda la jornada laboral. Comprendiendo ésta la valoración pertinente y el acceso a la medicación, para poder iniciar la profilaxis en las primeras horas tras la exposición, en caso de ser necesario.

3.4.2.1 Actuación inmediata

Ante una exposición a un patógeno sanguíneo por inoculación (pinchazo, corte) y o contacto con piel no intacta, o a través de mucosas, de sangre u otros fluidos corporales (semen, secreciones vaginales, líquidos cefalorraquídeo, sinovial, pleural, peritoneal, pericárdico, amniótico, ...) a la mayor brevedad posible, se deben realizar las siguientes acciones en función del tipo de exposición:

1) <u>Tratamiento de la herida</u>[3,28]

- Retirar el objeto causante y desecharlo en un lugar adecuado (contenedor de materiales corto punzantes).
- Dejar fluir la sangre, durante 2-3 minutos, bajo un chorro de agua corriente. No forzar el sangrado apretando la zona afectada ya que se facilitaría la ruptura de micro-vasos y la absorción de patógenos, en el caso de estar presentes[3, 36].
- No restregar, ni realizar maniobras agresivas que puedan provocar erosiones que favorezcan la infección.
- Limpiar la herida con agua y jabón.
- Aplicar un antiséptico (povidona yodada, gluconato de clorhexidina, u otro). Aunque no hay evidencia de que esta acción reduzca el riesgo de transmisión de patógenos hemáticos, su uso no está contraindicado. No utilizar agentes cáusticos (pe. lejía).
- Cubrir la herida con un apósito impermeable.

Si se trata de salpicaduras de sangre o fluidos sobre piel intacta se realizará lavado con jabón y agua y si es sobre mucosas se lavarán con agua abundante o suero fisiológico. Los ojos se irrigarán con abundante agua, suero fisiológico o soluciones salinas estériles. Si se usan lentes de contacto, se debe irrigar los ojos abundantemente antes y después de quitarlas. No volviendo a usar la lente hasta realizar la desinfección estándar recomendada por el fabricante. Ante lentes desechables, se recomienda su eliminación definitiva[28].

2) Notificación del accidente

Todos los accidentes deberán ser comunicados, lo antes posible, al responsable de este tipo de accidentes o a la unidad designada al efecto, según el protocolo de cada centro. Esta información debería incluir, al menos: tipo de actividad sanitaria, tipo de accidente, tipo y volumen de fluido implicado, tiempo de exposición[3,28,34].

Si el paciente resulta expuesto a sangre, o fluidos corporales potencialmente infecciosos del personal sanitario, se le informará del incidente inmediatamente. A continuación, se debe seguir un procedimiento similar al que se realiza en trabajadores[3].

3) Evaluación y determinación del estado serológico de la fuente y trabajador

Se determinará el estado serológico de la fuente siempre que sea posible; incluyendo la revisión de su historia clínica. En caso de desconocimiento, se procederá a realizar una serología urgente tras obtener consentimiento informado, verbal o escrito.

En caso de tratarse de recién nacidos hospitalizados y debido a la limitación para realizársele extracciones de sangre, se valorará solicitar serología a la madre del tercer trimestre de gestación, o bien realizar una nueva[28].

En cualquiera de los casos anteriores, la serología debe cubrir, por orden de urgencia: HBsAg, antígeno-anticuerpo VIH y anticuerpos VHC. En caso de que el accidentado esté correctamente inmunizado frente al VHB no será necesario el solicitar serología de la fuente para este virus[3, 28, 36, 38].

Es muy importante, realizar la determinación de marcadores del VIH de manera urgente, preferiblemente antes de transcurridas dos horas, ya que en caso de ser necesaria la profilaxis antiretroviral, ésta debe iniciarse dentro de las 2 primeras horas tras el accidente, si es posible. Reduciéndose considerablemente, la eficacia de la terapia profiláctica a partir de las 72 horas[3,28,36,38].

Para que el consentimiento sea válido, se debe informar previamente al paciente o familia de que se ha producido el accidente y de la necesidad de determinar su estado serológico frente al VHB, VHC y VIH con la finalidad de realizar las acciones oportunas sobre el trabajador accidentado. En caso de que el consentimiento sea manifestado de forma verbal, se reflejará en la historia clínica del paciente. Asimismo, se informará al paciente fuente y/o familia de los resultados de su analítica[28].

En paralelo y de manera urgente, es preciso determinar el estado serológico basal del trabajador accidentado; debiendo para ello[3,28,36,38]:

- Informar previamente al trabajador del protocolo de actuación. En caso de negativa a realizar estas determinaciones, se dejará constancia por escrito.
- Obtener muestras de sangre para determinación de: HBsAg, anticuerpos (HBc, HBs, VHC y VIH), GOT y GPT.
- En caso de personal sanitario correctamente inmunizado frente a VHB no es necesaria la serología para este virus.
- Ante la necesidad de una posible pauta de profilaxis post-exposición para el VIH, se valorará el incluir una petición de hemograma y creatinina. Si el accidentado se tratase de una mujer en edad fértil, se añadirá test de embarazo.

3.4.2.2 Profilaxis post-exposición

La profilaxis antirretroviral post-exposición (PPE), puede jugar un rol importante en prevenir la infección por el virus de la Hepatitis B y por el virus de la Inmunodeficiencia Humana Adquirida tras producirse una exposición a sangre u otros fluidos infectados.

La decisión de administrar este tipo de tratamientos debe tomarse siempre tras consultar a especialistas en la materia.

- **VHB**

Tras una exposición al VHB, por norma, una correcta PPE puede prevenir la infección.

El pilar de la inmunoprofilaxis es la vacuna de la hepatitis B. De ser necesaria la administración de Inmunoglobulina de hepatitis B (HBIG), se realizará dentro de los siete días post-exposición; aunque preferiblemente se administrará dentro de las 24 primeras horas[3,28,39].

- **VHC**

Actualmente, no existe profilaxis disponible para el VHC. El personal expuesto deberá llevar un seguimiento y realizársele test para detectar la seroconversión. De ser positiva, el tratamiento para la hepatitis C debe ser iniciado inmediatamente (prevención terciaria)[1,3,28,33].

Estudios indican que el tratamiento con interferón comenzado en una fase temprana de la infección se asocia a mayores ratios de infecciones resueltas[3,37,39]. La combinación de interferón pegilado + ribavirina ha mostrado una mayor efectividad que el interferón sólo en el tratamiento de la infección crónica de VHC[37].

Vacunación y/o respuesta de los anticuerpos de la persona expuesta [a]	Tratamiento cuando la fuente es		
	HBsAg positivo	HBsAg negativo	Fuente desconocida o no disponible
No vacunado /no inmune	HBIG [b] x1 e iniciar vacunación VHB	Iniciar vacunación VHB	Iniciar vacunación VHB
Previamente vacunado [c] y respondedor [d] conocido	No tratamiento	No tratamiento	No tratamiento
Previeamente vacunado [c] y no respondedor [d]	HBIG [b] x1 e iniciar revacunación o HBIG x2	No tratamiento	No tratamiento, excepto fuentes de alto riesgo [e]. En ese caso, tratar como HBsAg positivo.
Previeamente vacunado [c] y respuesta desconocida	Una única dosis de vacuna VHB	No tratamiento	No tratamiento, excepto fuentes de alto riesgo [e]. En ese caso, tratar como HBsAg positivo.
En proceso de vacunación	HBIG [b] x1 y completar la vacunación VHB	Completar vacunación	Completar vacunación

[a] las personas que previamente han sido infectadas con el VHB son inmunes a la reinfección y no requiren PEP.
[b] dosis de 0,06 ml/kg intramuscular.
[c] vacunados con una serie de 3 dosis.
[d] respondedor: persona con anticuerpos HSBsAg ≥ 10 mUI/ml. No respondedor: aquel con anticuerpos HSBsAg < 10 mUI/ml (ambos tras 1-2 meses de completar la pauta de vacunación).
[e] alto riesgo se definen las fuentes que: han compartido agujas, múltiples parejas sexuales y los nacidos en áreas geográficas con una prevalencia de HSBsAg ≥ 2%.

Tabla 3. Tratamiento post-exposición VHB[3,28,32,33,36]

- ## VIH

Desde mediados de los 90 existen publicaciones que recomiendan la PPE después de ciertas exposiciones ocupacionales al VIH. Se recomienda el tratamiento sólo en las exposiciones que supongan un alto riesgo [(1)] de infección, no en los demás casos debido a los posibles efectos adversos[28,36,39].

En caso de estar indicada, la PPE con antirretrovirales se debería iniciar lo antes posible, siendo la máxima eficacia en las primeras 2 horas tras el accidente. La administración después de las 36 h debe valorarse individualmente, no recomendándose después de las 48 h. Hay que tener presente, que la eficacia de la profilaxis es inversamente proporcional al tiempo transcurrido desde el accidente.

---

[1] De alto riesgo se consideran aquellas lesiones profundas con sangre infectada visible en el objeto lesionante, lesiones con agujas que han estado insertadas en venas o arterias de pacientes VIH o cualquier exposición a un paciente que fallezca de SIDA en los 60 días posteriores a dicha exposición.

La prescripción del tratamiento se valorará de modo individualizado en caso de desconocer la carga viral del paciente fuente y/o tratarse de una mujer embarazada[28,32,36].

En el caso de que se decida que la profilaxis post-exposición es necesaria, la duración del tratamiento será de 4 semanas, si es tolerado por el accidentado.

Tratamiento PEP VIH[a] (28 días de duración)
Tenofovir 300 mg 1 vez/día+ Emtricitabina[b] 200 mg 1 vez/día +(si es necesario) **añadir Raltegravir 400 mg c/ 12 h**
[a] *cuando se conoce que la fuente es VIH positivo* [b] *Puede ser sustituída por Lamiduvina 300 mg 1 vez/día*

Tabla 4. Tratamiento de elección post-exposición VIH[3,28,32,36]

Algunos estudios recientes recomiendan, de entrada, la triple terapia mencionada (Tenofovir/Emtricitabina + Ratelgavir); pasándose a la terapia de dos componentes si se producen intolerancias, o efectos adversos, con Darunavir/Ritonavir o Atazanavir/Ritonavir como alternativas[28,38].

Una vez instaurada la terapia profiláctica antirretroviral, deben controlarse los efectos adversos mediante control clínico tras la primera, segunda, tercera y cuarta semana del inicio; acompañándose con un control analítico (hemograma + pruebas de función hepática y renal) en la segunda y cuarta semana[28].

3.4.2.3 Seguimiento tras exposiciones

Es fundamental informar al afectado de la importancia de acudir a todas las visitas de seguimiento, determinándose distintas pautas en función del virus:

- **VHB:** En general, no se recomienda realizar seguimiento serológico del accidentado si la PPE se ha realizado correctamente, o estaba inmunizado previamente[3].

Los trabajadores infectados previamente por el virus (AgHBs positivos) son inmunes a la reinfección y no necesitan profilaxis, ni seguimiento. A pesar de ello, se debe comprobar si se trata de una infección reciente o antigua y proceder a su derivación al especialista si es una infección activa o crónica, para pautar el tratamiento oportuno[28].

Sólo se realizará seguimiento del accidentado, mediante serologías programadas con determinación de AgHBs y anticuerpos HBs (a las 6 semanas, 3 y 6 meses de la exposición), si:

1) Trabajador no vacunado, o con vacunación incompleta.
2) Trabajador no respondedor conocido.
3) Trabajador vacunado con respuesta desconocida, siempre que los anticuerpos-HBs sean iguales o <10 mUI/ml.

- **VHC:** Se deben tener en cuenta las pautas de la siguiente tabla:

Escenario clínico	**Seguimiento de fuente y persona expuesta**
Fuente con anticuerpos VHC negativo	No necesario
Fuente no conocida o rechaza serología	Persona expuesta: Seguimiento de los anticuerpos VHC a los 3 y 6 meses.
Fuente con anticuerpos VHC positivo y VHC ARN[a] negativo	Persona expuesta: Seguimiento como si la fuente fuese una Hepatitis C crónica [b].
Fuente con anticuerpos VHC positivo y VHC ARN positivo + Persona expuesta con anticuerpos VHC negativos	Fuente: Tratar como una Hepatitis C crónica Persona expuesta: Seguimiento a las 4, 12 y 24 semanas del ARN VHC y función hepática
Persona expuesta con anticuerpos VHC y VHC ARN positivos	Tratar como Hepatitis C crónica

[a] Prueba que evalúa el ARN vírico en sangre. Si es positiva, indica una infección activa. (* Ácido ribonucleico: molécula que contiene parte de la información genética de la célula que interviene en los procesos y actividades celulares.)*
[b] Hepatis que dura más de 6 meses y cumple ciertos criterios histológicos (infiltrado inflamatorio crónico portal y necrosis de los hepatocitos).

Tabla 5. Seguimiento tras exposición a VHC[36,37]

- **VIH:** Se procederá a realizar un seguimiento del accidentado en el caso de que la fuente sea VIH positiva o desconocida, realizando serología para determinar los anticuerpos VIH-1 y VIH-2, según la siguiente pauta: basal, 6 semanas y 3 y 6 meses. Se hará seguimiento hasta los 12 meses, si coinfección con VHC[3,28,32].

Recientes estudios desaconsejan el control a los 6 meses, debido al escaso número de seroconversiones documentadas más allá de los 3 meses (ninguna desde 1990) y a las consecuencias negativas que el seguimiento prolongado conlleva en el accidentado[36]. Se propone realizar los test a las 6 semanas y 4 meses[38].

En el caso de que se produjese seroconversión se derivará al especialista correspondiente y se procederá a declarar el cuadro como enfermedad profesional, acorde con el procedimiento recogido en el Real Decreto 1299/2006, de 10 de noviembre, por el que se aprueba el cuadro de enfermedades profesionales en el sistema de Seguridad Social[28].

Además del seguimiento clínico y de informar y concienciar al accidentado de la importancia de acudirá a todas las visitas de seguimiento, se deben seguir una serie de recomendaciones comunes a los tres virus; recogidas en la siguiente tabla:

	Donar sangre, plasma, tejidos, órganos o semen	Prácticas sexuales	Embarazo	Lactancia	Actividad asistencial
VHB	Abstención 6 meses	Uso de preservativo si pareja no inmunizada	No restricciones	No restricciones	No restricciones, salvo excepciones [(a)]
VHC	Abstención 6 meses (4, si RNA-VHC negativa)	No realizar durante menstruación o si heridas genitales	No restricciones	No restricciones	No restricciones, salvo excepciones [(a)]
VIH [(b)]	Abstención 6 meses	Uso de preservativo (principalemente en 6-12 primeras semanas)	Evitar (principalemente en 6-12 primeras semanas)	Valorar interrupción en exposiciones de alto riesgo	No restricciones, salvo excepciones [(a)]

[(a)] Valorar individualmente en el caso de realizar procedimientos invasivos y mantener precauciones estándar
[(b)] Monitorización de posibles efectos tóxicos PPE mediante control clínico tras la 1ª, 2ª, 3ª y 4ª semana de tratamiento. Consultar ante síntomas de infección aguda (fiebre, mialgia, astenia, adenopatías o rash)

Tabla 6. Recomendaciones durante el periodo de seguimiento[28,38]

3.4.2.4 Registro de las exposiciones biológicas accidentales[3,28,34]

Todos los accidentes deberán ser comunicados lo antes posible a la unidad pertinente, designada a tal efecto, según el protocolo de cada centro, para proceder a su registro[28].

Se realizará un registro completo de todo el procedimiento tras la inoculación o contacto accidental de piel no intacta, mucosas con sangre, tejidos, u otros fluidos corporales potencialmente contaminados por agentes biológicos ocurridos durante la asistencia sanitaria.

El conocimiento de las características particulares de este tipo de accidentes en el personal sanitario es esencial para; planificar y evaluar las estrategias de prevención, aplicar adecuadamente las medidas de prevención y protección, así como valorar la eficacia de los programas de intervención[3,28,34].

Sin embargo, como se ha mencionado en apartados anteriores, se evidencia una importante infranotificación de los accidentes biológicos[28,29,30,31].

Para poder llevar a cabo todo lo expuesto en los párrafos precedentes, se requiere de la creación e implantación de un sistema de registro estandarizado, sistemático y continuo de las exposiciones ocupacionales a agentes biológicos. Así como, un análisis e interpretación periódica de los resultados de éste.

A continuación, se especifican los objetivos y datos, que un sistema de notificación y registro debe contener para realizar su función de manera eficaz:

1) <u>Objetivos de un Sistema de Registro</u>[28]

Un sistema de vigilancia de las exposiciones biológicas accidentales en el personal sanitario debe permitir:

1) Conocer la incidencia de estos eventos entre el personal sanitario, valorando al mismo tiempo el riesgo de infección post-exposición.
2) Establecer pautas y protocolos de actuación y seguimiento ante este tipo de accidentes.
3) Identificar las prácticas y grupos de riesgo sobre los que se deben realizar y/o mejorar actuaciones preventivas.
4) Evaluar las técnicas empleadas y las medidas de prevención.

Asimismo, los datos recogidos en el registro deben ser suficientes para poder evaluar, comprender y caracterizar los accidentes; permitiendo al menos:

a) Identificar la población en riesgo en función de la demografía y las características laborales.
b) Determinar la naturaleza de la exposición, diferenciando entre accidentes percutáneos y cutáneo-mucosos.
c) Describir las tareas y procedimientos realizados en el momento del accidente, así como el tipo de material implicado. Esta información es indispensable para identificar las prácticas y situaciones de riesgo.
d) Evaluar las medidas preventivas y de protección adoptadas por el sanitario.
e) Evaluar el riesgo del accidente respecto a la transmisión de patógenos e identificar la necesidad de quimioprofilaxis.

2) <u>Datos básicos de registro</u>[28]

1) Datos demográficos de la persona accidentada (edad, sexo, estado civil, etc).
2) Datos laborales del accidentado, si es personal sanitario (categoría profesional, puesto de trabajo, antigüedad y relación laboral).
3) Fecha, día de la semana, hora y lugar del accidente.
4) Naturaleza de la exposición (percutánea: superficial/profunda, piel no íntegra, cutáneo-mucosa) y zona del cuerpo lesionada/expuesta.

5) Procedimiento que se realizaba en el momento del accidente y circunstancias del mismo.
6) Factores relativos a las condiciones de trabajo que pudieron contribuir al accidente.
7) Material implicado (bisturí, aguja maciza, aguja hueca, ...), con indicación, en su caso, de si se trata de material de bioseguridad, o no.
8) Material de bioseguridad empleado: uso adecuado o no, actuación correcta o posible fallo del mecanismo de seguridad.
9) Fluido biológico implicado (sangre, suero, semen, fluidos vaginales, líquidos cefalorraquídeo, sinovial, pleural, peritoneal, pericárdico o amniótico).
10) Medidas de protección utilizadas por el trabajador en el momento del accidente (guantes, doble guante, gafas, mascarilla).
11) Actuaciones inmediatas tras el accidente (limpieza, desinfección, ...).
12) Situación vacunal (número, dosis, fecha) e inmunitaria (inmunidad natural, serología post-vacunal, anti-HBs, fecha) del accidentado respecto del VHB u otras enfermedades.
13) Información sobre la fuente (conocida/desconocida, serología basal respecto a VHB, VHC y VIH).
14) Serología basal del accidentado (VHB, VHC y VIH).
15) Datos sobre el seguimiento serológico del accidentado.
16) Indicación de tratamiento quimioprofiláctico frente al VIH, VHB y vacunación de este último (Fecha de inicio y finalización).
17) De ser el caso, datos sobre el seguimiento de la Profilaxis Post-exposición frente al VIH y sus efectos secundarios, si se diesen.
18) En du caso, enfermedad diagnosticada, o cuadro clínico presentado.
19) Derivación al especialista, si se precisase.
20) Fecha de finalización del seguimiento y su causa (seguimiento completo, abandono, ...)

Los sistemas de notificación deben cumplir con la Ley Orgánica 15/1999, de 13 de diciembre, de Protección de Datos de Carácter Personal; asegurando la confidencialidad y custodia de los datos recogidos en él. Así como que el tratamiento de esta información se realizará asegurando la confidencialidad, seguridad e integridad de los mismos.

4 CONCLUSIONES

1. El concepto de "riesgo", concretamente "riesgo laboral" es inherente a la actividad laboral, presentando el sector sanitario diversos tipos y en porcentajes mayores que otras áreas. Por este motivo surgió la necesidad de crear unas nomas para intentar evitar y/o minimizar estas situaciones; evolucionando desde medidas genéricas, hasta el marco legislativo actual específico para cada sector laboral. Llegándose en sanidad, a regular riesgos como la exposición a agentes biológicos y más recientemente, a legislar la prevención de lesiones causadas por instrumentos cortantes y punzantes.

2. Como queda de manifiesto, la transmisión ocupacional/nosocomial de estos virus es todavía un problema importante. A pesar de las medidas puestas en marcha desde hace años, todavía hoy presentan una incidencia mayor de lo deseable; principalmente, en países en vías de desarrollo. Bien es cierto, que la transmisión de estos patógenos seguirá siendo un riesgo inherente al ser humano y más aún al PS, mientras no se consiga desarrollar unas vacunas efectivas para cada uno de ellos.

3. La medida más eficaz para prevenir accidentes y frenar la transmisión de estos virus consiste en limitar los procedimientos invasivos y el uso de agujas cuando existan sistemas alternativos, así como hacer un buen uso del material de bioseguridad pertinente. Se ha comprobado que, la

adhesión del PS a estas pautas y a las precauciones estándar garantiza un plus de seguridad.

Es necesario, además, incrementar el grado de concienciación del PS sobre los beneficios de la vacunación frente al VHB.

4. Un protocolo correctamente elaborado, bien definido en sus procedimientos (qué hacer, cómo, a quien notificarlo, donde y en qué plazos) y comunicado adecuadamente a los trabajadores es garantía de éxito en la reducción de la transmisión/adquisición de estos virus.

5. Según la información recabada, tan sólo el VHB tiene un tratamiento profiláctico post-exposición seguro y con garantías, siempre que se realice del modo correcto, en forma y hora. De realizarse correctamente, no requerirá un seguimiento posterior.

Del mismo modo, el VIH también, presenta un buen tratamiento post-exposición. No obstante, presenta la problemática de no ofrecer garantías de seguridad; debido a sus efectos secundarios y riesgo en determinados sectores de población. Se deberá realizar un seguimiento exhaustivo del accidentado durante meses.

Tan sólo el VHC continúa sin ningún tratamiento profiláctico post-exposición. Por ello, es imprescindible hacer un seguimiento exhaustivo del accidentado durante al menos 6 meses. De producirse seroconversión, se comenzará el tratamiento para la enfermedad.

5 BIBLIOGRAFÍA

1. Campins Martí M, Uriola Tuma S. **Epidemiología general de las infecciones adquiridas por el personal sanitario. Inmunización del personal sanitario.** Enfermedades infecciosas y microbiología clínica. 2014; 32 (4): 259-65.

2. Elseviers MM, Arias-Guillén M, Gorke A, Arens HJ. **Sharps injuries amongst healthcare workers: Review of incidence, transmissions and costs.** Journal of Renal Care. 2014; 40 (3): 150-56.

3. Servicio de Medicina Preventiva y Salud Pública. CHUAC. **Profilaxis postexposición ocupacional y no ocupacional a patógenos de transmisión sanguínea y otros fluidos biológicos.** PTC-ARB-000-000-A10. 2010. 2-19.

4. C155 - Convenio sobre seguridad y salud de los trabajadores, 1981 (núm. 155). http://www.ilo.org/dyn/normlex/es/f?p=NORMLEXPUB:12100:0::NO::P12100_ILO_CODE:C155

5. **C161 - Convenio sobre los servicios de salud en el trabajo, 1985 (núm. 161)**

http://www.ilo.org/dyn/normlex/es/f?p=NORMLEXPUB:12100:0::NO:12100:P12100_ILO_CODE:C161

6. **R097 - Recomendación sobre la protección de la salud de los trabajadores, 1953 (núm. 97)**

http://www.ilo.org/dyn/normlex/es/f?p=NORMLEXPUB:12100:0::NO:12100:P12100_ILO_CODE:R097

7. **Directiva 89/391/CEE del Consejo de 12 de junio de 1989.** http://eur-lex.europa.eu/legal-content/ES/TXT/?uri=celex%3A31989L0391 http://www.insht.es/portal/site/Insht/menuitem.1f1a3bc79ab34c578c2e8884060961ca/?

8. **Directiva 2000/54/CE de 18 de septiembre de 2000.** DOUE. Nº. 262, de 17 de octubre de 2000: 21-45.

http://www.insht.es/portal/site/Insht/menuitem.1f1a3bc79ab34c578c2e8884060961ca/?
https://www.boe.es/buscar/doc.php?id=DOUE-L-2000-81929

9. **Directiva 2010/32/UE de 10 de mayo de 2010.** DOUE. Nº. 134, de 1 de junio de 2010: 66-72.https://www.boe.es/buscar/doc.php?id=DOUE-L-2010-81004

10. **Constitución Española.** BOE, nº 311 de 29 de diciembre de 1978. https://www.boe.es/diario_boe/txt.php?id=BOE-A-1978-31229

11. **Ley 14/1986, de 25 de abril, General de Sanidad.** BOE, Nº 102, de 29 de abril de 1986. https://www.boe.es/diario_boe/txt.php?id=BOE-A-1986-10499

12. **Ley 31/1995, de 8 de noviembre de prevención de Riesgos Laborales.** «BOE» Nº. 269, de 10 de noviembre de 1995: 32590-32611. https://www.boe.es/buscar/doc.php?id=BOE-A-1995-24292

13. **Ley 54/2003, de 12 de diciembre, reforma del marco normativo de la prevención de riesgos laborales.** «BOE» Nº. 298, de 13 de diciembre de 2003: 44408-44415. https://www.boe.es/buscar/doc.php?id=BOE-A-2003-22861

14. **Real Decreto 39/1997, de 17 de enero, por el que se aprueba el Reglamento de los Servicios de Prevención** «BOE» Nº. 27, de 31 de enero de 1997: 3031-3045. https://www.boe.es/diario_boe/txt.php?id=BOE-A-1997-1853

15. **Real Decreto 664/1997, de 12 de mayo, sobre la protección de los trabajadores contra los riesgos relacionados con la exposición a agentes biológicos durante el trabajo.** «BOE» Nº. 124, de 24 de mayo de 1997:16100-16111. https://www.boe.es/diario_boe/txt.php?id=BOE-A-1997-11144

16. **Orden ESS/1451/2013, de 29 de julio.** «BOE» Nº. 182, de 31 de julio de 2013: 55812- 55819. https://www.boe.es/buscar/doc.php?id=BOE-A-2013-8381

17. **Orden de 15 de septiembre de 2008, Xunta de Galicia.** DOG Nº 189, 30 de septiembre de 2008. 17.816. http://www.xunta.es/dog/Publicados/2008/20080930/Anuncio3AD2E_es.html

18. Muñoz-Gámez JA y Salmerón J. **Prevalencia de la hepatitis B y C en España: se necesitan más datos.** Revista Española de Enfermedades Digestivas. 2013; 105 (5): 245-48.

19. Coppola N, De Pascalis S, Onorato L, Caló F, Sagnelli C, Sagnelli E. **Hepatitis B virus and hepatitis C virus infection in healthcare workers.** World Journal of Hepatology. 2016; 8 (5): 273-81.

20. Aspinall EJ, Hawkins G, Fraser, Hutchinson HJ, Goldberg D. **Hepatitis B prevention, diagnosis, treatment and care: a review.** Occupational Medicine. 2011; 61(8): 531-40.

21. Venook AP, Papandreou C, Furuse J, De Guevara LL. **The incidence and epidemiology of hepatocellular carcinoma: a global and regional perspective.** Oncologist. 2010; 15 Suppl 4: 5-13.

22. Centro de Prensa OMS. **Hepatitis C. Nota descriptiva nº 164**, julio de 2015. www.who.int

23. **Preguntas y respuestas sobre el VIH/SIDA.** OMS, preguntas y respuestas, noviembre 2015. www.who.int/features/qa/71/es/#

24. European Centre for Disease Prevention and Control. Info Sheet. **Hepatitis B and C. Current situation in EU/EEA 2010.** http://ecdc.europa.eu/en/press/news/Documents/1010_HepatitisAandB_info_sheet.pdf

25. Nardone A, Anastassopoulou CG, Theeten H, Kriz B, Davidkin I, Thierfelder W, et al. **A comparison of hepatitis B seroepidemiology in ten European countries.** Epidemiology and Infection. 2009; 137(7): 961-69.

26. European Centre for Disease Prevention and Control/WHO Regional Office for Europe. **HIV/ AIDS surveillance in Europe 2009-2010.** http://ecdc.europa.eu/en/publications/Publications/101129_SUR_HIV_2009.pdf

27. **Vigilancia epidemiológica del VIH y SIDA en España. Actualización 30 de junio de 2015.** Sistema de información sobre nuevos diagnósticos de VIH. Registro nacional de casos de SIDA. Instituto de Salud Carlos III. Ministerio de Sanidad, Servicios Sociales e Igualdad: 5-7. www.msssi.gob.es/.../sida/vigilancia/InformeVIH_SIDA_2015.pdf

28. Ministerio de Sanidad, Servicios Sociales e Igualdad. **Guía de bioseguridad para los profesionales sanitarios.** 13/03/2015: 4-69. http://www.msssi.gob.es/ciudadanos/saludAmbLaboral/docs/guiabioseg.pdf

29. Hanmore E, Maclaine G, Garin F, Alonso A, Leroy N, Ruff L. **Economic benefits of safety-engineered sharp devices in Belgium - a budget impact model.** BMC Health Services Research. 2013, 13:489-99.

30. Himelreich H, Rabenau HF, Rindermann M, Stephan C, Bickel M, Marzi I, et al. **The Management of Needlestick Injuries. Deutsches Ärzteblatt International.** 2013; 110 (5): 61-67.

31. Markovic-Denic L, Brankovic M, Maksimovic N, Jovanovic B, Petcovic I, Simic M, et al. **Occupational Exposures to Blood and Body Fluids among Health Care Workers at University Hospitals.** Srpski Arhiv Za Celokupno Lekarstvo (Serbian Archives of Medicine). 2013; 141(11-12): 789-93.

32. Kuhar DT, Henderson DK, Struble KA, Heneine W, Thomas V, Cheever LW, et al. **Updated US Public Health Service Guidelines for the Management of Occupational Exposures to Human Immunodeficiency Virus and Recommendations for Postexposure Prophylaxis.** Infection control and hospital epidemiology, September 2013; 34 (9): 875-92.

33. Updated U.S. Public Health Service Guidelines for the Management of Occupational Exposures to HBV, HCV, and HIV and Recommendations for Postexposure Prophylaxis. Guides 2005.CDC 2005; 54 (RR-9): 1-24.

34. Guía de recomendaciones de actuación urgente tras la exposición ocupacional a patógenos de transmisión sanguínea en el medio

hospitalario. Procedimientos Prevención Control Enfermedades Transmisibles Medio Hospitalario. Xunta de Galicia. 2000: 3-12.

35. Siegel JD, Rhinehart E, Jackson M, Chiarello L and the Healthcare Infection Control Practices Advisory Committee. **2007 guideline for isolation precautions: preventing transmission of infectious agents in healthcare settings.** Atlanta, GA: US Department of Health and Human Services, CDC 2007. http://www.cdc.gov/hicpac/2007ip/2007isolationprecautions.html

36. Zingman BS. **HIV Prophylaxis Following Occupational Exposure: Guideline and Commentary.** 1/30/2013. http://www.medscape.com/viewarticle/778035

37. **Guía de práctica clínica Hepatitis C. Actualización 2013.** Xunta de Galicia. Consellería de Sanidade. Dirección Xeral de Asistencia Sanitaria. SERGAS. 2014: 15-63

38. Gilman CS. **Postexposure HIV Prophylaxis in Physicians and Medical Personnel, article.** Drug & Diseases. Medscape.12/17/2015. http://emedicine.medscape.com/article/1991375-overview.

39. AAOS (American Academy of Orthopaedic Surgeons). **Preventing the Transmission of Bloodborne Pathogens.** Reviewed June 2012. http://www.aaos.org/CustomTemplates/Content.aspx?id=22279

40. Bhat M, Ghali P, Deschenes M, Wong P. **Hepatitis B and the infected health care worker: Public safety at what cost?** Canadian Journal of Gastroenterology & Hepatology. 2012; 26(5): 257-260.

41. Zaaijer HL, Appelman P, Frijstein G. **Hepatitis C virus infection among transmission-prone medical personnel.** Eur. J. Clin. Microbiology Infect Diseases. 2012; 31(7):1473-77.

42. Carlson AL, Perl TM. **Health Care Workers as Source of Hepatitis B and C Virus Transmission.** Clinics in Liver Disease. 2010; 14(1): 153-68.

43. **The Management of HIV infected Healthcare Workers who perform exposure prone procedures: updated guidance, January 2014.** Public Health England. 2014: 3-18.

44. Mallolas J, Arnedo M, Pumarola T, Erice A, Blanco J, Martínez E, et al. **Transmission of HIV-1 from an obstetrician to a patient during a caesarean section.** AIDS. 2006; 20(2): 285-99.

45. Valtuille R, Ridruejo E, Grinberg N, Di Gioia C, Del Pino N, Marelli C, et al. **Guía de enfermedades virales en Sala de Hemodiálisis.** Asociación Nefrológica de Buenos Aires (ANBA). II Jornadas de Bioseguridad en Hemodiálisis. Consejo de Hemodiálisis. Buenos Aires, 30 de septiembre de 2005: 251-56.

46. Barril Cuadrado G. **Infecciones víricas en pacientes en hemodiálisis.** Nefrología al día. 2012; 6(1) 30: 547-57. http://www.revistanefrologia.com

47. **Vacunaciones del personal sanitario.** Manual de vacunaciones en línea de la AEP (Asociación Española de Pediatría) (capítulo 19). Comité Asesor de Vacunas (CAV). Actualización 2015. http://vacunasaep.org

48. Web Fisterra.com/Elsevier. **Vacunas recomendables en el trabajador sanitario.** http://www.fisterra.com/guias-clinicas/vacunas-recomendables-trabajador-sanitario/

49. Web Fisterra.com/ Elsevier. **Vacunación de hepatitis A y B.**

http://www.fisterra.com/guias-clinicas/vacunacion-hepatitis-y-b/

6 ANEXO. GLOSARIO DE TÉRMINOS

AEP	Asociación Española de Pediatría.
AFSSAPS	*Agence Française de Sécurité Sanitaire des Produits de Santé* (Agencia Francesa de Seguridad Sanitaria de Productos de Salud).
ALT	Alanina Aminotransferasa , enzima hepática también denominada GPT.
Anticuerpo HBc	Anticuerpo del núcleo (*core*) de la hepatitis B.
Anticuerpo HBs	Anticuerpo de superficie de la hepatitis B. Ambos, tanto el HBc, como el HBs, son un tipo de proteínas creadas por el sistema inmunológico en respuesta a una sustancia extraña. En este caso el virus de la hepatitis B.
ARN/RNA	Ácido Ribonucleico. Ácido nucleico que participa en la síntesis de las proteínas y realiza la función de mensajero de la información genética.
CDC	*Control Disease Center* (Centro para el Control y Prevención de Enfermedades). Agencia de los EE. UU, cuya función es el desarrollo y la aplicación de la prevención y control de enfermedades, salud ambiental y la realización de actividades de educación y promoción de la salud.
EEA	*European Economic Area* (Área Económica Europea).
EPINet	*Exposure Prevention Information Network.* Red/sistema, desarrollado por Janine Jagger y colaboradores en 1991, que proporciona métodos estandarizados para el registro y seguimiento de lesiones y contactos con sangre y fluidos corporales.
EPINETAC	Adaptación del sistema EPINet promovida y desarrollada por la Sociedad Española de Medicina Preventiva, Salud Pública e Higiene desde 1995.
EPSU	*The European Federation of Public Service Unions.*

Organización de trabajadores del sector servicios, públicos y privados, a nivel europeo.

FDA *Food and Drugs Agency*. Agencia del gobierno de los EE. UU, responsable de la regulación de alimentos, medicamentos, cosméticos, aparatos médicos, productos biológicos y derivados sanguíneos.

GGT Gamma Glutamil Transpeptidasa. Enzima hepática.

GOT Transaminasa Glutámica Oxalacética. Enzima hepática, también presente en otros órganos.

GPT Transaminasa Glutámico-Pirúvica. Enzima hepática. Al igual, que las dos anteriores, puede servir como marcador de laboratorio de enfermedad hepática cuando se encuentra elevada.

HBcAg Antígeno del core, o núcleo celular. Proteína viral, indicativa de la presencia del VHB, en algún momento. No especificando si la infección es aguda, crónica o pasada. Por lo que presenta escaso valor diagnóstico. No se puede detectar mediante serología.

HBeAg Antígeno HBe. Forma extracelular del HBcAg (antígeno del núcleo). Es una proteína viral, indicadora de la replicación viral activa e infectividad elevada. Puede detectarse entre las 6-12 semanas tras la infección. Su ausencia es signo de buen pronóstico y su persistencia se relaciona con infección crónica y en portadores crónicos con el desarrollo de cirrosis

HBsAg Antígeno de superficie del VHB. Es el primer marcador serológico que aparece en la infección activa por el VHB. Se puede detectar a partir de los 9 días de la infección. Se suele negativizar en 4-6 meses si los pacientes se curan, su presencia más allá de 6 meses implica infección crónica.

HBIG Inmunoglobulina Hepatitis B. Una inmunoglobulina es un tipo de anticuerpo, propio de los vertebrados, soluble en sangre, u otros fluidos corporales.

HCC Hepatocarcinoma, o carcinoma hepatocelular. Es el tumor primario de hígado más frecuente.

HOSPEEM *European Hospital & Healthcare Employers' Association* (Asociación Europea de Empleados Sanitarios y de Hospitales).

OMS/WHO Organización Mundial de la Salud. Organismo perteneciente a la Organización de las Naciones Unidas (ONU) especializado en gestionar políticas de prevención, promoción e intervención en salud a nivel mundial.

ONUSIDA/UNAIDS Programa conjunto de las Naciones Unidas destinado a coordinar las actividades de los distintos organismos especializados de la ONU en su lucha contra el sida.

PCR Reacción en Cadena de la Polimerasa. Técnica de biología molecular, que permite cuantificar la cantidad de ADN, o ARN de una muestra, obteniendo un gran número de copias a partir de una muestra mínima. Permite detectar la presencia de virus, u otros patógenos.

PE Precauciones Estándar. Precauciones que deben aplicarse a todos los pacientes independientemente de su diagnóstico, a fin de minimizar el riesgo de transmisión de cualquier tipo de microorganismo. Derivan de las Precauciones Universales.

PPE Profilaxis post-exposición. Tratamiento farmacológico aplicado como medida de prevención secundaria, dirigida a evitar la adquisición/infección de una enfermedad vírica tras la exposición accidental a ésta.

PRL Prevención de Riesgos Laborales

PS Personal Sanitario. "Todas las personas que llevan a cabo tareas que tienen como principal finalidad promover la salud" (Informe sobre la salud en el mundo 2006. OMS)

SIDA Síndrome de Inmunodeficiencia Adquirida. Espectro de enfermedades producto de la infección por el virus de la inmunodeficiencia humana (VIH); tras la destrucción/debilitamiento del Sistema Inmunitario por éste.

UE Unión Europea. Entidad geopolítica y económica, compuesta por 27 países, abarcando gran parte del continente europeo.

VHB Virus de la Hepatitis B. Virus ADN hepatotropo, perteneciente a la familia Hepadnaviridae. Fue el primer virus de la hepatitis en ser identificado, en el año 1963, por el Dr. Blumberg (Premio Nobel de Medicina en 1976).

VHC Virus de la Hepatitis C. Virus ARN monocatenario, perteneciente a la familia Flaviviridae. Se observó el virus por primera vez en 1995, aunque había indicios de su existencia desde 1987.

VIH Virus de la Inmunodeficiencia Humana. Virus ARN monocatenario, perteneciente a la familia Retroviridae (género Lentivirus); causante del SIDA (Síndrome de Inmunodeficiencia Adquirida). Fue identificado en 1983 por el equipo el Dr. Luc Montagnier (Premio Nobel de Medicina en 2008).

FSC
www.fsc.org
MIX
Papier | Fördert
gute Waldnutzung
FSC® C083411

Kolibri 360 GmbH
Ferdinand-Jühlke-Straße 7
99095 Erfurt, Deutschland
produktsicherheit@kolibri360.de

Druck:
CPI Druckdienstleistungen GmbH
im Auftrag der
Kolibri 360 GmbH
Ferdinand-Jühlke-Str. 7
99095 Erfurt